AF378116

LA CHIRURGIE
DE L'ÂME

Dr Marc Lévêque
Dr Sandrine Cabut

LA CHIRURGIE
DE L'ÂME

De la lobotomie à la stimulation
cérébrale profonde, soigner
ou contrôler notre cerveau

JC Lattès

Maquette de couverture : Atelier Didier Thimonier
Photo © Tatiana Shepeleva/Fotolia

ISBN : 978-2-7096-4745-8

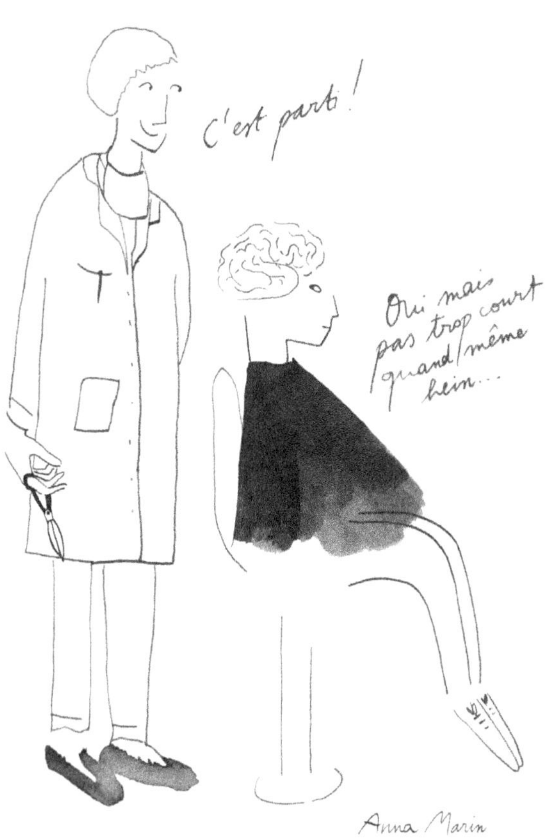

C'est parti !
Oui mais pas trop court quand même hein...
Anna Marin

Des flashcodes (ou QR codes) sont insérés dans ce livre afin de vous proposer des contenus complémentaires lors de votre lecture (vidéos et photos).

Pour les visionner, téléchargez d'abord une application de « scan » sur votre smartphone ou votre tablette. Ouvrez l'application, puis photographiez le flashcode. Le contenu s'ouvrira alors automatiquement dans une fenêtre internet.

Si vous ne disposez pas de smartphone ou de tablette, ces contenus sont également en accès libre sur le site des Éditions JC Lattès à l'adresse suivante :

www.editions-jclattes.fr/la-chirurgie-de-lame-contenus-additionnels

Il existe des situations dans lesquelles l'idée de faire appel à un(e) neurochirurgien ne soulève (presque) aucun débat : retirer un hématome qui comprime le cerveau d'un malade, réaliser l'ablation d'une tumeur qui menace la moelle épinière, assurer le drainage correct du liquide céphalo-rachidien d'un patient souffrant d'une hydrocéphalie… Pour autant, le champ de la neurochirurgie ne se confine pas à ces indications classiques, mais il vise également à enrichir l'arsenal thérapeutique disponible pour soigner des troubles neuro-psychiatriques divers qui se traduisent par des perturbations de la vie mentale des patients, de leurs comportements, et des émotions dont ils font l'expérience. Cette chirurgie de l'âme fait précisément l'objet de ce passionnant essai éponyme, écrit à quatre mains par le neurochirurgien Marc Lévêque et la journaliste, férue en neurosciences, Sandrine Cabut.

Ce livre est important à plusieurs égards.

Tout d'abord il dresse l'histoire de cette fascinante psychochirurgie du mental sous une forme raisonnée et synthétique. De cette histoire la plupart de nos concitoyens ne connaissent en général que quelques pages, sombres ou salutaires : du très critiqué prix Nobel attribué à Moniz en 1949 pour l'élaboration de la leucotomie du cortex préfrontal dans certaines psychoses – dont les tragiques et très excessifs usages seront notamment dénoncés dans le célébrissime *Vol au-dessus d'un nid de coucou* de Ken Kesey, adapté au cinéma en 1975 par Milos Forman –, au succès médical incontestable de la stimulation cérébrale profonde conçue pour améliorer la motricité de patients souffrant de la maladie de Parkinson et née à Grenoble du duo constitué par Alim-Louis Benabid et Pierre Pollak. Au-delà de ces deux repères, il existe en réalité depuis le XIXe siècle un foisonnement de travaux qui ont consisté à jouer du scalpel autour de nos cervelles pour 1001 raisons. Les lecteurs découvriront notamment la créativité ingénieuse d'un Français autodidacte méconnu, Gaston Contremoulins, qui inventa dès 1897 la stéréotaxie moderne et parvint ainsi à extraire des balles de pistolet logées dans le cerveau de patients.

Cette narration des origines de la psychochirurgie contemporaine permet également de comprendre pourquoi le traitement adéquat des questions éthiques soulevées par cette discipline requiert une pensée complexe. Une pensée complexe qui doit commencer par mettre au rebut plusieurs « réactions viscérales » irraisonnées. Ainsi, condamner sans appel l'idée même d'opérer le cerveau pour soigner le mental reviendrait à adhérer à un dualisme naïf entre le corps et l'esprit qui est contredit quotidiennement par l'observation clinique des effets des lésions cérébrales. À l'inverse, adhérer de manière inconditionnelle à la primauté de la neurochirurgie pour soigner des affections dont on ignore encore aujourd'hui les mécanismes intimes signerait une attitude scientiste critiquable. Pire encore, faire appel à la neurochirurgie (ou à autre chose) pour modifier des états qualifiés d'« anormaux » dans un contexte donné de manière strictement normative (les auteurs décrivent par exemple les tentatives de « traitement » psychochirurgical de l'homosexualité) relève davantage de la violence sociale que de la médecine. À bonne distance de ces postures extrêmes, il devient alors possible en lisant cet ouvrage d'identifier les facteurs déterminants qui doivent structurer notre raisonnement parmi lesquels on peut mentionner : l'honnêteté de l'information délivrée au patient ; le ratio réel (et non fantasmé) entre d'une part le bénéfice individuel pour le patient et les risques qu'il encourt ; l'utilisation de critères d'évaluation rigoureux et non biaisés du bénéfice mais aussi des effets secondaires notamment cognitifs et comportementaux d'un acte chirurgical.

Le ton de cet ouvrage illustre d'ailleurs les réactions ambivalentes que cette psychochirurgie actuelle suscite : un mélange de fascination et de crainte. Une fascination légitime pour les « splendeurs » potentielles qu'elle recèlerait face à des situations de souffrance psychiatrique ou neurologique authentique qui correspondent encore aujourd'hui à des impasses thérapeutiques. Et une crainte non moins légitime face aux « misères » auxquelles nous exposerait son usage excessif et non contrôlé (excès malheureusement déjà bien réels sous certains cieux).

Enfin le livre de Marc Lévêque et Sandrine Cabut remplit une mission civique remarquable. En décrivant l'état actuel, déjà très avancé, de la psychochirurgie ainsi que les nombreux développements qu'elle est appelée à connaître au cours des années qui viennent (« révolution NBIC ») les auteurs sensibiliseront, je l'espère, les citoyen(ne)s de notre démocratie à la nécessité de se saisir de manière urgente de ces questions. Des questions dont il faut s'emparer afin de prendre une responsabilité dans les réponses que nous saurons (ou non) leur apporter.

Lionel Naccache
Neurologue à l'hôpital de la Pitié-Salpêtrière
Professeur à l'université Pierre et Marie Curie
Chercheur à l'Institut du cerveau et de la moelle
Membre du Comité national d'éthique

Qui aurait l'idée d'aller consulter un chirurgien pour une dépression, une anorexie, ou encore un état de stress post-traumatique ? Pour tout un chacun, les troubles neuropsychologiques relèvent d'une prise en charge par un psy (selon les cas psychologue, psychiatre, psychothérapeute…), et/ou de médicaments psychotropes. Et c'est bien sûr toujours la solution appropriée dans la majorité des cas.

Mais une nouvelle ère est en train de s'ouvrir, dans laquelle la neurochirurgie et plus largement les techniques de modulation de l'activité électrique des neurones gagnent une vraie place dans l'arsenal thérapeutique.

À l'origine de cette révolution, les progrès fulgurants des neurosciences et de l'informatique. Grâce à des examens sophistiqués d'imagerie cérébrale, aux enregistrements électriques de l'activité cérébrale, la boîte noire du cerveau livre peu à peu ses secrets. Les principaux circuits de neurones impliqués dans la conscience, les émotions, et bien d'autres fonctions cognitives sont identifiés. Et les anomalies chimiques et moléculaires associées à telle ou telle maladie neuropsychiatrique sont aussi de mieux en mieux connues.

Certes, les scientifiques sont bien loin (et c'est sans doute rassurant) de pouvoir déchiffrer à livre ouvert les pensées d'un être humain. Mais des techniques comme les IRM fonctionnelles ou le PET Scan permettent de visualiser en temps réel et avec précision les zones activées dans un cerveau normal en train de parler, d'apprendre, de rêver… De même, les régions clés impliquées dans les troubles de l'humeur ou des comportements déviants sont localisées, ou en passe de l'être.

Ainsi, de nombreuses pathologies mentales apparaissent désormais comme des dysfonctionnements de tel ou tel réseau de neurones.

Dès lors, l'objectif n'est plus d'administrer une molécule chimique qui diffuse dans l'ensemble du cerveau, mais de viser un traitement d'action locale, ciblé sur les neurones malades. Et cet objectif est d'autant plus réaliste qu'il est aujourd'hui possible d'accéder, avec des électrodes profondes, à un tout petit groupe de neurones. La finesse de certaines de ces électrodes est telle que l'on peut même étudier l'activité électrique à l'échelle d'un seul neurone. La technique dite de Stéréoélectroencéphalographie (SEEG) fait d'ailleurs partie du bilan préopératoire de certaines épilepsies, ces électrodes intracérébrales laissées en place pendant quelques jours permettant de situer avec une grande précision la zone d'origine et les voies de propagation des crises.

Proposée initialement pour supprimer les tremblements et autres symptômes invalidants des maladies de Parkinson sévères à partir des années 1990, la stimulation cérébrale profonde (équivalent d'un pacemaker au niveau cérébral) a déjà permis de transformer le quotidien de dizaines de milliers de patients à travers le monde.

Cette approche est actuellement explorée pour soulager des troubles obsessionnels compulsifs, les dépressions mais aussi les addictions voire les troubles agressifs… Aujourd'hui au stade d'essais cliniques, pour des formes sévères de ces troubles neuropsychiatriques, la stimulation cérébrale profonde deviendra-t-elle un jour un traitement de routine ?

Pour certains, ce renouveau de la psychochirurgie renvoie aux heures les plus sombres de la discipline, l'époque des lobotomies tous azimuts, qui furent l'un des plus grands scandales de la médecine. Née avant la découverte des neuroleptiques, des médicaments antidépresseurs, anxiolytiques, l'approche au bistouri de la « folie » avait d'abord séduit et connu une popularité exponentielle avant d'être de plus en plus critiquée, à partir des années 1950 puis finalement interdite dans les années 1970. Entre-temps, des dizaines de milliers de patients ont subi ces interventions, entraînant chez certains d'entre eux de graves mutilations de la personnalité, et une chute des performances intellectuelles.

Comment est-on passé des interventions « au pic à glace » de Freeman à la psychochirurgie moderne ? Que sait-on faire exactement dans ce domaine aujourd'hui, et qu'en sera-t-il demain ? Avec les progrès fulgurants des NBIC (nanotechnologies, biotechnologies, informatique et sciences cognitives), les descriptions des livres de science-fiction semblent désormais à notre portée. L'optogénétique, alliance de fibre optique et de manipulation génétique, permet déjà de télécommander des neurones chez le rongeur, et son application à l'homme n'est pas loin. Bientôt, il sera aussi possible d'accéder aux cellules nerveuses de n'importe quelle zone cérébrale et de moduler leur activité grâce à des électrodes de moins d'un micron, introduites par les vaisseaux sanguins. Quant aux interfaces cerveau ordinateur, elles se développent à vitesse grand V, pour pallier les déficiences de certaines fonctions cérébrales et un jour peut-être pour augmenter les capacités de l'humain.

C'est à un singulier voyage dans cet univers fascinant mais aussi vertigineux que nous vous invitons. Un voyage dans le temps, et dans l'espace aussi. En matière de neurochirurgie, comme dans les autres branches de la recherche biomédicale, les pratiques et l'éthique sont bien différentes d'un continent à l'autre. Dans beaucoup de pays (à commencer par la France), tout essai clinique doit être validé au préalable par des autorités sanitaires et un comité d'éthique. Et un traitement innovant ne peut être proposé qu'après un long processus de validation. Nous allons le voir, d'autres pays sont beaucoup moins regardants sur ces procédures, et les questions d'éthique et de consentement éclairé des malades sont parfois secondaires. En Chine, des praticiens n'hésitent pas à pratiquer des techniques de stimulation cérébrale profonde mais aussi des interventions neurochirurgicales irréversibles chez des femmes jeunes, voire très jeunes, souffrant d'anorexie, ou de jeunes hommes souffrant de morphinomanie. Et que dire des opérations neurochirurgicales, irréversibles également, réalisées au Mexique ou en Colombie pour calmer des patients agressifs, y compris des mineurs et des individus avec un retard mental ? Ces deux exemples, parmi bien d'autres, montrent que la sinistre expérience des lobotomies n'a pas servi à tous. Pourtant, il ne faudrait pas que l'histoire se répète.

1.

Egas Moniz (1874-1955),
le plus controversé des prix Nobel

Ce 10 décembre 1949, dans l'imposante salle des banquets de l'Académie de Suède à Stockholm, le Chargé d'affaires de l'ambassade du Portugal est venu remplacer son compatriote, le professeur Egas Moniz. Âgé de soixante-quinze ans, le célèbre neurologue vient de se voir décerner le prix Nobel de physiologie et de médecine. Il est honoré par les membres du Royal Caroline Institute* pour ses travaux sur « la leucotomie préfrontale appliquée au traitement de certaines psychoses et troubles mentaux » ; en d'autres termes, une technique chirurgicale permettant de sectionner des connexions entre les neurones (substance blanche) afin de soulager certaines maladies mentales.

Cette distinction deviendra, au fil des décennies, la plus controversée de l'histoire des Nobel. Moniz

____

* Devenu Karolinska Institute en 1968.

partage cette récompense suprême avec le chirurgien suisse Walter Hess qui a de son côté mis en évidence le rôle du cerveau dans la gestion des organes.

Une invention incontestée
non récompensée

Pour le neurologue portugais – absent en raison d'une santé devenue fragile et perclus d'atroces douleurs de goutte –, cette médaille est l'accomplissement d'une carrière universitaire mais aussi d'une trajectoire politique. Titulaire de la chaire de neurologie à la faculté de médecine de Lisbonne, Moniz est devenu député à vingt-six ans, ambassadeur du Portugal à Madrid à quarante-trois ans, puis très rapidement, ministre des Affaires étrangères et, au lendemain de la Première Guerre mondiale, représentant du Portugal lors de la conférence de Versailles. L'assassinat de son mentor et fondateur de la République António Machado Santos, le coup d'État militaire de 1926 puis l'avènement de la dictature de Salazar mettront un terme à cette carrière politique fulgurante.

Richissime – par un bel héritage et un beau mariage – il renouera à ce moment avec la médecine et ouvrira une consultation dans un splendide palais de Lisbonne aux allures d'ambassade. Depuis son passage à l'hôpital de la Salpêtrière à Paris, dans ses jeunes années, Moniz cultive des amitiés avec les grands neurologues de l'époque et notamment Joseph Babinski et Jean Sicard. C'est ce dernier qui l'amène à s'intéresser à un nouvel outil de diagnostic :

l'utilisation du produit de contraste en radiographie. Sicard vient de mettre au point l'injection d'une huile iodée, le Lipiodol, pour explorer la moelle épinière. Au lendemain de la Première Guerre mondiale, les seules images du cerveau dont on dispose sont des clichés radiologiques du crâne avec, parfois, injection d'air au sein de ses cavités, les ventricules. La pneumencéphalographie, c'est son nom, n'apporte pas suffisamment d'informations aux praticiens. La visualisation des vaisseaux, en revanche, serait beaucoup plus utile pour diagnostiquer des pathologies vasculaires et surtout les tumeurs. On sait que la déviation de ces vaisseaux provoquée par une tumeur intracrânienne permet d'en établir le diagnostic. Saisissant tout l'enjeu de cette recherche, Moniz va travailler d'arrache-pied, à partir de 1926, avec un jeune neurochirurgien, Almeida Lima, pour mettre au point l'administration d'un liquide permettant d'opacifier veines et artères en toute sécurité. Plusieurs équipes, notamment allemandes et japonaises, poursuivent le même objectif. Les premières expériences, encourageantes, se déroulent sur le lapin puis le chien avec une solution de strontium et des sels de lithium. Suivent des essais sur cadavres. Des têtes coupées transportées en limousine par son chauffeur vont faire le va-et-vient entre l'Institut d'anatomie et le laboratoire de sa clinique de Santa Marta[1]. Rapidement arrivent les tentatives sur des humains vivants, avec leurs lots de crises d'épilepsie* et d'accidents

---

* Une crise épileptique correspond à des décharges électriques excessives (on parle parfois d'orage) dans un groupe de neurones. Les symptômes

vasculaires cérébraux (attaques cérébrales), rançons de lésions intempestives des tissus ou vaisseaux cérébraux.

Aujourd'hui, dans la plupart des pays développés, tout protocole de recherche clinique est soigneusement examiné au préalable par des autorités sanitaires et par un comité d'éthique. Un essai ne peut commencer qu'après validation de ces deux instances. À l'époque de Moniz, où la protection des personnes n'apparaissait pas comme un critère essentiel, les seules limites aux expériences humaines étaient déterminées par l'audace des expérimentateurs… ou leur prudence.

Le 28 juin 1927, les Portugais disposent enfin du premier cliché d'encéphalographie artérielle*. La déviation des artères permet d'établir le diagnostic de tumeur de l'hypophyse, une minuscule glande au cœur du cerveau.

Entendant prendre de vitesse les équipes allemandes, Moniz saute dans le train de nuit pour Paris et présente cette première mondiale devant la Société neurologique française. Dès l'année suivante, ses collègues portugais vont le proposer au Royal Caroline Institute pour le prix Nobel. Mais, devant le faible recul et les nombreuses complications de sa technique, les sages du comité Nobel écartent la candidature du neurologue.

---

dépendent de la zone touchée : une crise peut par exemple se manifester par une absence, ou par des mouvements involontaires d'une partie ou de tout le corps. La maladie épileptique se caractérise par des crises récurrentes. Dans le monde, environ 50 millions de personnes sont concernées par cette maladie parfois très handicapante.

* Plus connue aujourd'hui sous le terme d'« artériographie cérébrale ».

Toujours au coude-à-coude avec les Allemands et maintenant les Japonais et les Américains, Moniz et Lima vont continuer de perfectionner leur geste. Devenu beaucoup plus sûre, l'encéphalographie va devenir un outil diagnostic incontournable. Moniz est de nouveau proposé, en 1936, pour le prix Nobel. Deuxième échec. Le Comité suédois reconnaît toute l'utilité de la découverte du Portugais mais à condition qu'elle soit couplée à la pneumencéphalographie. Or, la candidature de l'inventeur de cette technique radiologique – le neurochirurgien américain Walter Dandy – n'a jamais été proposée pour le prix Nobel… Le Royal Caroline Institute écarte donc, de nouveau, le nom de Moniz.

Une récompense pour un geste controversé

Au milieu des années 1930, Moniz abandonne peu à peu ses recherches sur l'artériographie et va se passionner pour le lobe frontal et ses implications dans nos comportements.

En 1935, alors qu'il assiste à un congrès international de neurologie à Londres, Moniz est intrigué par une communication, celle de Carlyle Jacobsen et de John Fulton. Ces deux chercheurs américains de Yale rendent compte de leurs expériences réalisées chez un couple de chimpanzés, Becky et Lucy[2]. Ils ont observé qu'après ablation d'une partie des lobes frontaux, Becky ne manifeste plus aucun comportement de frustration lorsqu'il échoue à des tests. Il semble serein et même dans un « état de bonheur ». Pour

Lucy, en revanche, les conséquences de la chirurgie paraissent tout autres avec, notamment, des accès de colère. À l'issue de la présentation, captivé par ces observations, Moniz se lève et interroge Fulton :

« Si l'ablation du lobe frontal prévient, chez l'animal, le développement d'une névrose expérimentale et élimine les comportements de frustration, pourquoi ne serait-il pas possible d'en faire autant chez l'homme dans les états d'anxiété[3] ? »

Surprise, l'assemblée, la crème de la neurologie mondiale, est parcourue d'un murmure. Moniz, unanimement connu, n'était pas attendu sur ce sujet et sa question apparaît provocante. Point de débat pourtant. Des années après, Fulton confiera au psychiatre suédois Gösta Rylander « à quel point l'intervention de Moniz l'avait mis mal à l'aise et même effrayé[4] ».

Nombre d'interventions lors de ce symposium de Londres tourneront autour de la fonction des lobes frontaux et une seconde communication va retenir toute l'attention de Moniz : l'histoire de Joe. Ce patient, souffrant d'une volumineuse tumeur en arrière du front, a été opéré par Dandy – l'inventeur de la pneumencéphalographie. Malgré une intervention traumatisante pour ses lobes frontaux, les capacités intellectuelles de Joe sont, en définitive, peu détériorées mais son comportement, lui, s'en trouve altéré. D'autres comptes rendus* lors de ce congrès

---

* Le neurochirurgien Clovis Vincent, l'un des pères de la neurochirurgie française, présentera lui aussi des observations similaires. Vincent, deux ans plus tard en 1937, opérera Maurice Ravel d'une hypothétique tumeur frontale. La grande lassitude, « l'anémie cérébrale » son incapacité, depuis bientôt quatre ans, à déchiffrer une

pointent l'importance des lobes frontaux dans les phénomènes psychiques et la personnalité.

De retour à Lisbonne, Moniz réfléchit à toutes ces observations et compulse la littérature. En particulier les écrits du neuroanatomiste espagnol Santiago Ramón y Cajal. Très tôt, Moniz s'est intéressé aux travaux de ce lauréat du prix Nobel, en 1905, avec qui il a d'ailleurs sympathisé lorsqu'il était ambassadeur à Madrid.

En 1888, Ramón y Cajal a établi la « théorie neuronale » – toujours en vigueur aujourd'hui – qui considère le neurone comme l'unité structurelle et fonctionnelle de base du système nerveux. De ses lectures, Moniz échafaude une théorie somme toute étrange, celle de la « fixité des liaisons neuronales ».

D'après cette hypothèse saugrenue « les troubles mentaux doivent être en relation avec la formation de groupements cellulo-connectifs plus ou moins fixes [...]. Pour guérir ces malades, il faut détruire les arrangements de connexions qui doivent exister au niveau des lobes frontaux[5] ». Une façon selon lui de mettre fin aux idées fixes que l'on retrouve dans de nombreuses pathologies mentales.

Par des raisonnements compliqués, Moniz tente de faire reposer sa nouvelle doctrine sur celle de son ami espagnol Ramón y Cajal. Ces extrapolations

partition laissait augurer d'une tumeur frontale à droite. L'intervention révéla seulement un « cerveau affaissé » et le compositeur, après une dizaine de jours de coma, mourra des suites de la chirurgie. Sergent, J., « Music, the brain and Ravel », *Trends Neurosci*, 1993 ; 16 (5) : 168-72.

douteuses tirées des travaux du prix Nobel apparaî-
tront surtout comme une façon de s'attacher le soutien d'une figure incontestée des neurosciences[6].

Ses mains déformées, endolories par la goutte, Moniz
fera appel – comme il l'avait fait des années auparavant
pour ses expériences sur l'artériographie – à la dextérité du jeune chirurgien Almeida Lima pour passer de
la théorie à la pratique. Son idée est simple : déconnecter partiellement les lobes préfrontaux du reste du cerveau afin d'interrompre ces connexions prétendument
malades à l'origine de la pathologie mentale.

La première lobotomie
chez une ancienne prostituée

Moniz a une théorie, une paire de mains, reste à
trouver les malades. Des patients auxquels seuls les
psychiatres peuvent lui donner accès. Le neurologue
va contacter un de ses anciens camarades de l'université de Coimbra : le Pr José Sobral Cid, devenu titulaire
de la chaire de psychiatrie à Lisbonne et chef de l'asile
de Bombarda. Moniz lui dévoile les détails de son
projet, mais à l'issue de l'entretien Cid se montre extrêmement dubitatif :

« Nous ne pouvons nous baser sur aucune expérimentation animale et tes arguments anatomiques
demandent à être vérifiés avant de mettre en œuvre
cette chirurgie ! »

Une réflexion de bon sens, qui fait désormais
force de loi pour protéger les personnes se prêtant à
des recherches biomédicales. La réglementation est

particulièrement stricte s'agissant de la recherche sur de nouveaux médicaments : les expériences chez l'animal sont obligatoires, préalablement aux essais chez l'homme – qui sont eux-mêmes organisés en plusieurs phases. Le processus est plus simple pour des techniques chirurgicales, mais l'expérimentation animale reste aujourd'hui encore la première étape. À l'époque de Moniz, tout cela n'allait pas de soi.

Le neurologue va s'acharner à convaincre son confrère psychiatre[7]. La notoriété scientifique conférée par la découverte de l'encéphalographie artérielle et son passé d'homme politique seront pour Moniz une aide précieuse. Le psychiatre finit par obtempérer en se disant qu'après les premiers échecs, ce projet fou ne tarderait pas à être abandonné. Et puis, en cette année 1935, qu'a-t-on finalement d'autre à proposer à tous ces malades gravement atteints ? L'internement à vie, l'hébétude du bromure voire des thérapies de choc comme les comas par hypoglycémie – ces fameuses cures de Sakel* – ou bien ces crises d'épilepsies provoquées par un médicament, le Cardiazol…

Le 11 novembre 1935, une femme de soixante-trois ans, ancienne prostituée, souffrant de mélancolie et d'idées paranoïaques est transférée de l'asile

---

* Sakel, un psychiatre polonais, proposera de traiter des malades psychotiques en les plongeant dans le coma par injection d'insuline. Les patients seront progressivement réveillés de leur coma hypoglycémique souvent accompagné de crises d'épilepsie, par un « resucrage » progressif dans un contexte de maternage infirmier. L'objectif de ces « cures de Sakel », en vigueur dans nos hôpitaux jusque dans les années 1960, était de réaliser une dissolution temporaire de la conscience. On considérait qu'à la phase de réveil le sujet était apaisé et psychiquement disponible pour une psychothérapie.

de Bombarda vers le service de Moniz. La première intervention est programmée, dans le secret, dès le lendemain matin.

Après avoir anesthésié le cuir chevelu, le jeune Lima perce un trou de trépan, de chaque côté et à l'avant du crâne. Une aiguille est descendue à l'aplomb des orifices osseux. Millilitre par millilitre, le chirurgien injecte une solution d'alcool pur dans la profondeur de chacun des lobes frontaux. Moniz tenait cette technique de Sicard lors de son séjour à Paris – le neurologue de la Salpêtrière avait recours à l'alcool pour détruire un ganglion lors d'atroces douleurs faciales. Lima repose la seringue, replace les rondelles d'os et recoud la peau. L'intervention aura duré une vingtaine de minutes.

La malade est restée éveillée tout au long de la chirurgie. Moniz, fébrile, préfère attendre quelques heures avant de l'interroger :

« Combien voyez-vous de doigts ?

— Cinq, réplique la femme après une légère hésitation.

— Quel âge avez-vous ? »

La patiente est incapable de répondre. Moniz, visiblement inquiet, poursuit :

« Dans quel hôpital vous trouvez-vous ? »

Silence à nouveau. La patiente ajoutera, après de nombreuses questions, qu'elle préfère le lait au bouillon.

Moniz est tout de même satisfait : la malade ne semble pas hurler aussi fort qu'auparavant lors de ses accès de furie.

Curieusement, on ne retrouvera aucune observation de Cid au sujet de cette première opérée sur qui toute l'équipe médicale a les yeux rivés.

Reprenant l'observation d'un jeune psychiatre, deux mois plus tard, Moniz confiera :

« Elle se comporte normalement, elle est très calme et ne semble pas anxieuse. Elle est bien orientée. Sa conscience et son intelligence paraissent inchangées. Elle demeure légèrement triste mais cela peut se comprendre si elle songe à son avenir… »

Le neurologue portugais considérera tout de même cette première intervention comme un succès. Pour les psychiatres, la patiente est devenue plus docile, le bilan n'est pas si négatif.

Quelques jours seulement après ce coup d'essai, sans véritable recul donc, d'autres interventions suivront.

Les résultats se montrent décevants. Sans remettre en question le bien-fondé de leur stratégie, le neurologue et sa main armée, Lima, estiment que la quantité d'alcool injectée doit donc être augmentée. Les patients souffrant de schizophrénie succèdent à ceux atteints de troubles de l'humeur ou d'hypochondrie. Durant ce premier mois, la disponibilité des sujets prime sur leurs maladies mentales.

Les suites paraissent du même ordre que la première opérée : rien d'absolument spectaculaire. Seul l'état de tension de ces malades semble s'être atténué. Tous sont devenus plus dociles.

Fin décembre, et au huitième patient, Moniz décide de changer de technique. Il a mis au point une sorte de stylet, usiné à Paris, destiné à remplacer l'injection d'alcool afin de mieux contrôler l'étendue de la lésion au sein de la substance blanche cérébrale. Il baptise son instrument « leucotome », du grec *leukos* qui signifie blanc – la substance blanche – et *tomê* couper. Le principe reste identique. À la place de l'alcool absolu, c'est par un fin mouvement de rotation de l'instrument que les fibres unissant le thalamus au lobe frontal vont être détruites. La section s'effectue à 4 cm de profondeur et s'accompagne d'une résistance caractéristique qui confirme la nature du tissu.

Le duo Moniz-Lima enchaîne les interventions mais, à partir de la quatorzième, le psychiatre et directeur de l'asile Bombarda, le Pr Cid, met son veto à l'envoi de nouveaux malades vers la clinique chirurgicale. Moniz va alors solliciter d'autres établissements[8].

Quelques jours après la vingtième intervention, le 3 mars 1936, Moniz gagne Paris pour partager devant l'Académie de médecine cette expérience de la « leucotomie préfrontale ». Il réitère, deux jours plus tard, sa communication « Essai d'un traitement chirurgical de certaines psychoses » devant la Société de neurologie[9]. Sur sa seule appréciation très subjective, 35 % des 20 patients opérés ont été guéris, 35 % améliorés et 30 % demeurent inchangés. Moniz consignera tout cela dans un petit ouvrage en français – langue qu'il maîtrise parfaitement depuis son passage à la Salpêtrière au début du siècle[10].

Malgré ce livre, deux communications et sept publications, pour la seule année 1936, les travaux de Moniz suscitent peu d'enthousiasme dans la communauté médicale, hormis chez quelques praticiens italiens et roumains.

Sans doute, comme l'expliquera l'historien E. Valenstein, parce que ces « guérisons » peinent à convaincre le lecteur critique : la description des patients avant la chirurgie reste succincte et le comportement postopératoire peu détaillé.

« Qui peut raisonnablement penser qu'une maladie dont la psychopathologie est aussi complexe que la schizophrénie puisse être guérie par une simple section des fibres frontales ! » s'emporte W. Sargant, un psychiatre britannique.

Et puis il y a ce curieux silence du Pr José Sobral Cid, pourtant aux premières loges pour témoigner de l'« efficacité » de cette leucotomie préfrontale.

Vu l'accueil réservé à ces travaux, en ce début d'été 1937, une seule chose semble certaine pour Moniz : ce n'est pas non plus cette découverte qui lui vaudra le prix Nobel. Et pourtant.

La psychiatrie, boudée des Nobel

Sur les 106 prix Nobel de médecine et physiologie décernés entre 1901 et 2015, seuls trois concernent la psychiatrie, et deux d'entre eux sont controversés ! Avant Moniz en 1949, la prestigieuse distinction avait couronné l'Autrichien Julius Wagner-Jauregg en 1927, pour la malariathérapie. Cette approche, qui consistait à inoculer le paludisme pour déclencher une fièvre et ainsi soigner les formes cérébrales de syphilis*, a été rapidement abandonnée, et n'est guère restée dans les

---

* Voir p. 45.

> annales de la médecine. Seule la récompense du Sué-
> dois Arvid Carlsson, en 2000, pour ses travaux sur la
> dopamine – neurotransmetteur impliqué notamment
> dans la maladie de Parkinson, l'addiction, la schizophré-
> nie ou la dépression – paraît aujourd'hui pertinente.
> À l'inverse, la découverte des thérapeutiques majeures
> en psychiatrie (neuroleptiques, antidépresseurs) n'a
> pas séduit le jury Nobel. Celui-ci se rachètera-t-il dans
> les années à venir en couronnant Alim-Louis Benabid
> et Pierre Pollak, les pionniers français de la stimulation
> cérébrale profonde, qui ont rouvert la voie de la psy-
> chochirurgie[11] ?

Freeman, le lobotomiste

De l'autre côté de l'Atlantique, à Washington, le psychiatre Walter Freeman qui lit régulièrement la presse médicale française – depuis son passage à la Salpêtrière en 1923 – tombe sur un article de Moniz de 1936.

« Voilà quelque chose de tangible, quelque chose d'organique, de compréhensible que l'on peut juger. Enfin un avenir qui s'ouvre à la psychiatrie ! » songe-t-il en refermant la revue.

Les traitements somatiques ont toujours eu la faveur du psychiatre de Washington à l'inverse des psycho-thérapies et « toutes les spéculations visant à expliquer les mécanismes mentaux produisant les psychoses ».

Il est d'autant plus fasciné par cette publication qu'elle émane d'une personnalité qu'il admire et a eu l'occasion de rencontrer, l'année précédente, lors du fameux symposium de Londres. Freeman va donc immédiatement écrire à son confrère portugais : « Je suis enthousiasmé par vos récents travaux permettant de réduire les symptômes psychotiques grâce à une intervention au niveau des lobes frontaux, je souhaiterais débuter un essai clinique sur les patients que l'on me confie. »

Freeman lui avoue qu'il avait déjà songé à une intervention similaire et lui propose de traduire ses récentes publications en anglais.

Issu de la bourgeoisie de la côte Est des États-Unis, le psychiatre américain a été élevé par des gouvernantes, tour à tour, française, allemande puis espagnole. Il maîtrise ainsi parfaitement les langues du vieux continent.

Dans sa réponse, Moniz indique l'adresse de la petite manufacture parisienne fabriquant le leucotome et y joint son ouvrage dédicacé avec ce commentaire : « Je vous serais très reconnaissant si vous me faisiez partager vos observations cliniques lorsque vous aurez débuté vos interventions. »

Freeman, qui ne possède pas de licence l'autorisant à opérer, en parle aussitôt à son collègue chirurgien, le Dr James Watts, qui a rejoint George Washington University un an plus tôt.

Par une étrange coïncidence, Watts, brillant neurochirurgien et ancien de Yale, connaît bien la question des lobes frontaux : il a travaillé sur ce sujet dans le laboratoire de neurophysiologie de Fulton qui, deux ans auparavant, avait rapporté les expériences sur les lobes frontaux de Lucy et Becky. Watts a même connu les deux chimpanzés.

« Je l'ai vu opérer, c'est vraiment extraordinaire. Il va lentement et manipule les tissus avec soin. [...] Scientifiquement, il est indépendant, prudent, et n'est pas du genre à tirer des conclusions hâtives », confie le neurophysiologiste.

Pourtant d'un naturel peu téméraire, Watts finit par être emporté par l'enthousiasme et la persuasion de son collègue Freeman.

En juillet 1937, les instruments commandés à la manufacture parisienne leur parviennent. Malgré l'impatience de Freeman, Watts le convainc d'attendre la fin de l'été. D'expérience, le neurochirurgien sait que les plaies s'infectent plus facilement lors des grosses chaleurs car la sueur risque de contaminer le foyer opératoire. Pour cette première sur le sol américain, aucun détail ne doit être laissé au hasard.

L'été sera consacré à des essais sur cadavres et, surtout, à sélectionner le candidat idéal.

Le choix de Freeman se porte sur Alice Hood Hammat, soixante-trois ans, qui souffre d'une dépression agitée accompagnée d'une importante anxiété et d'insomnie. Depuis une dizaine d'années, elle recourt aux sels de bromure pour trouver le sommeil. D'après l'expérience de Moniz, les meilleurs résultats de la leucotomie ont été obtenus sur la composante émotionnelle et l'état de tension. Cinq des six malades « guéris » souffraient de dépression agitée.

Après que son consentement et celui de son mari ont été recueillis, Alice Hood Hammat est descendue au bloc opératoire.

Watts, secondé par Freeman, va appliquer, scrupuleusement, la procédure de l'équipe portugaise. Deux trous de trépan d'un diamètre de 3 cm sont réalisés au sommet du crâne, puis Watts enfonce le leucotome dans les profondeurs du cerveau. Il déploie ensuite le stylet tranchant au bout duquel il imprime un mouvement circulaire. La « résistance caractéristique » atteste de la section du tissu environnant. Le chirurgien renouvelle son geste à deux reprises et de chaque côté.

Dès les effets de l'anesthésie dissipés, le Dr Freeman se rend au chevet d'Alice pour l'interroger :

« Êtes-vous heureuse ? demande le psychiatre.

— Oui.

— Vous souvenez-vous que vous étiez dérangée lors de votre arrivée ? s'enquiert Freeman.

— Oui, j'étais plutôt dérangée n'est-ce pas ?

— Et maintenant qu'en est-il ? s'inquiète le praticien.

— Je ne sais pas. Il me semble avoir oublié. Cela ne me semble plus important maintenant. »

Le psychiatre de Washington est rayonnant. Dans ses mémoires, il n'hésitera pas à qualifier ce premier résultat de « spectaculaire ». On apprend dans le compte-rendu d'hospitalisation de la sexagénaire – connue comme une femme austère et acariâtre – qu'elle devient même souriante envers son époux.

Le soir de l'intervention, Watts et Freeman se congratulent mutuellement. Les deux médecins jouaient gros sur cette première leucotomie préfrontale sur le sol américain, raison pour laquelle cette intervention du 14 septembre 1936 s'est déroulée dans la plus grande discrétion.

Toutefois, dans les jours qui suivent, Freeman semble préoccupé : Alice lui paraît un peu trop placide... Elle redevient tout de même autonome et, au bout d'une dizaine de jours, est autorisée à rejoindre son mari à leur domicile. Une semaine après la sortie d'Alice, Freeman et Watts dévoilent l'intervention devant la Société médicale du district de Columbia.

Au récit des deux hommes, la séance devient houleuse.

« Walter, tu ne peux pas dire cela ! s'indigne le directeur d'un hôpital psychiatrique voisin. Ce n'est pas ton geste qui l'a améliorée, elle est juste en état de choc suite à l'opération ! »

Freeman – altier, portant collier de barbe et costume trois-pièces – n'est pas déstabilisé par l'accueil réservé à cette première. Le psychiatre de quarante et un ans, doté d'un ego solide et descendant d'une lignée de grands médecins de la côte Est – fils d'un ORL renommé et petit-fils du président de l'Association médicale américaine – ne s'en laisse pas conter. Avisé et méthodique, Freeman va intégrer ou anticiper toutes les critiques lancées par ses pairs afin, dans ses communications suivantes, d'y couper court.

Freeman se montre d'autant plus confiant, qu'outre cette placidité, l'état clinique d'Alice Hood Hammat semble s'améliorer au fil des semaines :

« Je peux me rendre au théâtre sans être tourmentée par la couleur de mes chaussures ou l'aspect de ma coiffure. Je parviens à me concentrer sur le spectacle et à vraiment l'apprécier », confie Alice à son psychiatre lors d'une consultation de suivi.

Freeman constate que son aspect est plus soigné qu'auparavant, son discours calme et cohérent. Et surtout, Alice a conscience de ce changement.

La seule appréciation des résultats est donc le fait d'observations sommaires provenant seulement des médecins impliqués dans l'intervention, et du ressenti de la patiente et de ses proches. Aucun test évaluant objectivement l'état mental et les autres fonctions cérébrales de cette malade n'a été pratiqué. Une désinvolture impensable aujourd'hui.

Plus tard, dans ses notes, Freeman consignera une remarque de son mari : « Les cinq années [Alice mourra en 1941 d'une pneumonie*] qui ont suivi cette opération ont été les plus heureuses de ma femme et sans doute aussi de la mienne. »

Le mois suivant, fort de ce prétendu succès, le duo programme une nouvelle intervention. Celle d'Emma, une libraire de cinquante-cinq ans qui souffre, elle aussi, d'une dépression agitée qui s'accompagne d'idées délirantes tournant autour de l'empoisonnement. Freeman aura l'idée de photographier la malade avant et après chirurgie. Sur le second cliché, Emma est devenue souriante. Après deux mois, elle retrouvera le chemin de sa librairie.

Dès lors, le rythme des interventions s'accélère et c'est au tour de patients souffrant de troubles obsessionnels compulsifs (TOC) d'être opérés.

À la cinquième intervention survient le premier échec, chez un homme suicidaire de quarante-sept

---

* Note de l'auteur.

ans. Un mois après le geste, l'homme est devenu incontinent, désorienté et a perdu la mémoire. Le 5 novembre 1936, c'est une jeune femme de trente-deux ans, une secrétaire souffrant de schizophrénie. Pour cette sixième chirurgie, les deux hommes peaufinent la procédure. Ils injectent un produit de contraste lors de la leucotomie afin de vérifier la localisation de la lésion sur une radiographie du crâne. Quelques mois plus tard, Freeman considère l'état de sa malade comme « splendide ». Mais au moment de reprendre son travail, la jeune femme découvre qu'elle a été licenciée. Ses symptômes délirants réapparaissent, Freeman tentera de les traiter, sans succès, par les fameuses cures de Sakel, des comas induits par l'insuline. Devenue obèse, négligée et vivant aux milieux de ses déchets, elle passera les trente dernières années de son existence internée.

Les deux médecins du George Washington University Hospital demeurent enthousiastes, malgré ces derniers résultats décevants.

Ils décident, à la fin du mois de novembre, de frapper un grand coup. Freeman – excellent communicant et doté d'un formidable réseau – orchestre une campagne promotionnelle pour faire connaître la leucotomie préfrontale, lever des fonds et accroître ainsi son recrutement.

Avec un sens aigu de la mise en scène et une stratégie offensive à laquelle ont toujours recours certains de ses confrères du XXIe siècle, le psychiatre contacte des journalistes et les invite à assister aux interventions.

Des photographies de ces patients avant puis après chirurgie sont diffusées dans la presse. Le psychiatre et le chirurgien font le buzz, dirions-nous aujourd'hui, tandis que se prépare le congrès de la Southern Medical Association. Cette réunion de Baltimore est un événement annuel où se pressent des milliers de praticiens curieux des dernières innovations médicales.

Toutes les informations ayant filtré dans les journaux font du discours de Freeman un événement attendu. Lors de sa conférence, le psychiatre détaille le geste et ses résultats. Freeman est prudent et, contrairement à Moniz, il n'utilise pas le mot de « guérison » préférant parler de soulagement des symptômes comme l'anxiété, l'insomnie…

Pour la première fois il ne parle plus de leucotomie mais de « lobotomie ». Par ce nouveau terme, il entend marquer sa différence vis-à-vis de Moniz et montrer que la section va au-delà de la substance blanche pour concerner une partie importante des lobes préfrontaux. Cette idée de rebaptiser la technique est surtout une manière de s'accaparer un peu de sa paternité.

Les questions fusent et, comme l'on pouvait s'y attendre, des médecins dans l'assemblée s'indignent, interrogeant l'éthique de Freeman et de Watts. Alors que le débat s'échauffe, une intervention va retourner la salle, celle d'une sommité de la psychiatrie mondiale, le Pr Adolf Meyer :

« Je partage certaines des appréhensions des intervenants précédents, néanmoins, je ne suis pas opposé à votre travail, je le trouve même très intéressant.

(Attendant que le calme revienne, l'illustre psychiatre poursuit :) Les faits exposés me paraissent suffisants pour justifier cette procédure du moment qu'elle est entre les mains de personnes responsables. Je crois, en revanche, que le grand public ne doit pas placer dans ce geste des espoirs démesurés. Je sais que les Drs Freeman et Watts seront à la hauteur des enjeux », conclut le vieil homme, l'un des plus influents de l'histoire de la psychiatre aux États-Unis*.

Pour Freeman, ce soutien est aussi précieux qu'inespéré. Le duo peut dorénavant se prévaloir d'une caution incontestable, celle d'un des pères de la psychiatrie américaine.

De retour à Washington, l'enthousiasme de Freeman – et l'afflux de patients – redoublent.

À la fin de l'année 1936, les deux hommes parviennent au même nombre d'opérés que Moniz, soit une vingtaine. Curieusement, on y dénombre dix-sept femmes. Survient le premier mort, une femme de soixante ans souffrant de dépression. Quelques heures après le geste, elle s'est enfoncée dans le coma, victime d'une hémorragie cérébrale massive.

Au bloc opératoire, l'ascendant de l'audacieux Freeman sur le pusillanime Watts devient prégnant. À la faveur d'un épisode de grippe de son collègue chirurgien, il en profitera même pour opérer seul. Informée de cette entorse grave au règlement du George Washington University Hospital, la direction

---

* Meyer a structuré et unifié les soins psychiatriques aux États-Unis, s'attachant à ce qu'ils partagent la même rigueur scientifique que les autres spécialités.

de l'établissement le tance. Freeman en souffre, lui qui ne dédaigne pas être présenté auprès de la presse comme un neurochirurgien.

Déplorant la survenue d'un nombre croissant de complications – hémorragie, épilepsie et de sévères mutilations de la personnalité – Freeman et Watts décident de modifier la technique de Moniz.

En cette année 1937, plusieurs équipes américaines de la côte Est vont se mettre à reproduire la technique. Les résultats ne diffèrent pas : d'authentiques et parfois spectaculaires améliorations cliniques mais également un nombre non négligeable d'hématomes intracérébraux, d'épilepsies ou de séquelles cognitives majeures. Dès lors les variantes opératoires se multiplient. Et si toutes semblent grevées de la même morbidité, il apparaît que les meilleurs résultats sont obtenus chez les malades souffrant d'anxiété majeure, de dépression sévère et de TOC. Les indications possibles de la technique se précisent mais au prix d'une lourde morbidité.

Un best-seller : *Psychosurgery*

À l'avant-veille de la Seconde Guerre mondiale, cette nouvelle technique rencontre un intérêt croissant. Il y a, bien sûr, le battage médiatique que continue d'orchestrer Freeman autour de chacune de ses nouvelles interventions. Cette « Chirurgie de l'âme » comme titre, ce 6 juin 1937, le *New York Times* exerce une fascination croissante sur la population américaine.

Mais l'enjeu est également de santé publique. Les asiles américains débordent. À titre d'exemple, lors du second conflit, sur les 15 millions d'Américains qui seront examinés en vue de leur enrôlement dans les forces US, 1 846 000 hommes en âge de porter les armes seront réformés pour motif psychiatrique. En dehors de l'internement asilaire et des fameuses thérapies de choc, les psychiatres demeurent démunis face aux cas les plus lourds.

Sur le vieux continent, Moniz a fait quelques émules en Italie et en Roumanie mais après la vague de publications de 1936, il n'écrit plus sur la leucotomie et le rythme de ses interventions s'est ralenti.

L'année suivante, Sobral Cid sort enfin de son silence. En réponse à un article de son ancien partenaire, le psychiatre portugais précise que l'apathie dont souffrent certains patients leucotomisés n'a rien de transitoire contrairement à ce que Moniz a pu prétendre[12]. Cid argumente, renchérit et dénonce la théorie de Moniz comme de la « pure mythologie intellectuelle[13] ».

Ce dernier ne daigne répondre à aucune des attaques de son ancien camarade. Dans ces échanges épistolaires avec Freeman, Moniz regrette seulement « un vent mauvais de rivalité » qui souffle sur l'amitié des deux hommes.

Le 14 mars 1939, alors que Moniz termine la rédaction d'une ordonnance dans son luxueux cabinet de Lisbonne, un de ses patients sort un revolver et fait feu. Moniz, en sang, tente de repousser son agresseur en projetant l'encrier du bureau. Deux nouvelles détonations retentissent, Moniz s'écroule. L'assassin, un homme suivi pour paranoïa – qui n'a jamais été opéré contrairement à ce que l'on a prétendu par la suite –, s'enfuit.

« Appelez ma femme, je veux la voir avant de mourir, murmure le neurologue à ses assistants. Laissez-moi partir », ajoute-t-il.

Moniz sera opéré en urgence. Sur les quatre projectiles, les chirurgiens ne parviendront pas à extirper celui logé dans la colonne vertébrale. Déjà handicapé par les attaques de goutte, maintenant en partie paralysé, la main droite sévèrement touchée, le neurologue doit mettre un terme à sa carrière.

Dans un paragraphe intitulé « confidentiel » d'une lettre datée du 4 février 1946, c'est un homme diminué qui s'adresse à Freeman : « J'ai hésité à vous demander cette faveur car je n'ai aucun droit sur vous, prévient-il, cela me demande du courage de vous demander cela », poursuit Moniz avant de solliciter de l'Américain une lettre de recommandation pour le prix Nobel de médecine et de physiologie. D'une écriture devenue difficile, il achève : « Mon audace est très gênante mais ce prix serait une aimable et utile conclusion à ma vie. »

Freeman – auréolé d'une notoriété croissante et porte-drapeau d'une technique qui rencontre un grand succès – accède aux vœux du vieil homme. Trois ans auparavant, il avait déjà adressé une requête similaire aux membres du Royal Caroline Institute de Stockholm.

Aux États-Unis, pendant la Seconde Guerre mondiale, la psychochirurgie connaît un essor important – plus de 2 000 interventions – soutenu par une presse populaire extrêmement enthousiaste. Au lendemain du conflit, la surpopulation asilaire – qui dépasse de moitié la capacité d'accueil des établissements – accroît l'intérêt pour la technique et ses multiples variantes.

Freeman et Watts, qui ont procédé, à eux seuls, à plus de 500 gestes, ont écrit *Psychosurgery*. Un ouvrage que l'éditeur a accepté de publier malgré la réticence de nombreux psychiatres. Le livre – préfacé par Moniz – a l'effet d'une bombe dans la communauté médicale et, chose rare pour un ouvrage médical spécialisé, est encensé par les journaux et magazines grand public.

Pour les professionnels, ce livre possède le mérite de substituer à l'ancien – et loufoque – concept de Moniz de la « fixité cérébrale » une théorie physiologique plus rigoureuse permettant d'expliquer les (quelques) succès de la leucotomie préfrontale.

S'appuyant sur les travaux de Fulton et surtout ceux du neuroanatomiste James Papez, Freeman pointe le rôle des fibres reliant le cortex préfrontal au thalamus dans la transmission des informations émotionnelles. Une partie de ce « circuit limbique », décrit par le neuroanatomiste américain, serait donc la cible de la leucotomie préfrontale. L'interruption du faisceau expliquerait pourquoi certains patients sont délivrés de la « tension émotionnelle » inhérente à certaines pathologies psychiatriques.

Excellent communicant, Freeman a su rendre l'ouvrage accessible à un non-professionnel. Les nombreuses illustrations, les photographies – avant et après chirurgie – en font un livre attrayant, au moins pour les journalistes. « Le livre est plus passionnant que bien des romans. Et pourquoi ? Plonger au cœur du cerveau, y détruire certaines connexions pour amener les thalamus et les lobes frontaux à en créer d'autres et enfin assister à la normalisation d'un comportement… N'est-ce pas là un vrai sujet de thriller ? » s'enthousiasme une plume du *New York Times*.

Devant l'intérêt grandissant que suscite la leucotomie préfrontale Freeman songe à en simplifier la technique. Il se met à croire qu'en s'affranchissant d'un neurochirurgien et d'une salle opératoire, cela devrait favoriser la diffusion du geste auprès de ses confrères psychiatres…

Une technique glaçante : le pic-à-glace

Freeman se rappelle avoir lu, à la veille de l'embrasement mondial, qu'un psychiatre italien, Amarro Fiamberti, avait modifié la technique de la leucotomie frontale de Moniz de manière « ingénieuse »*. Plutôt que de réaliser une trépanation au sommet du

---

* Cette technique avait été utilisée, dès 1933, par le Français Maurice Ducosté afin d'injecter du sang impaludé au sein des hémisphères cérébraux de malades souffrant de paralysie générale (troubles neuropsychiatriques lors d'une syphilis). Ce principe de la « malariathérapie » a valu à son inventeur Julius Wagner-Jauregg le prix Nobel 1927 de médecine « pour sa découverte de la valeur thérapeutique de l'inoculation de la malaria dans le traitement de la dementia paralytica ». Le neuropsychiatre autrichien avait observé que les troubles neurologiques causés par la syphilis s'atténuaient lors des accès de fièvre. Il eut recours à l'inoculation du paludisme, maladie qu'il choisit parce qu'elle était contrôlable par la quinine.

crâne, le praticien de Varèse eut l'idée d'accéder aux lobes frontaux par leur base, c'est-à-dire en passant par l'orbite.

Pour cela, Fiamberti tire la paupière du patient, s'introduit au-dessus de l'œil, transperce la fine paroi osseuse du toit de l'orbite et accède ainsi à la base des lobes frontaux. Il est alors en mesure d'injecter l'alcool absolu selon le principe de l'intervention originelle de Moniz. Se voulant rassurant, Fiamberti déclare :

« Ce n'était plus une "intervention" mais une simple "ponction" et c'est ainsi que toutes les difficultés inhérentes au développement d'une opération neurochirurgicale se trouvaient, tout à coup, éliminées. »

Comme le neurologue portugais, bien vite il remplacera l'alcool par l'anse tranchante du leucotome. L'équipe italienne réalisera 390 interventions de ce type chez des malades âgés de neuf à quatre-vingt-six ans avec des « suites opératoires excellentes, le malade jouissant, souvent tout de suite, d'un état de calme remarquable, parfois étonnant[14] ». Le psychiatre de Varèse précise que « [sa] statistique signale le chiffre réconfortant de 60 % de résultats positifs, dont 31 % de guérisons cliniques ».

Que guérit au juste Fiamberti par sa leucotomie transorbitaire ? Tout, presque tout, croit-il : « D'abord tous les états d'anxiété, de tension intérieure, d'hyperthymie douloureuse, depuis les obsessions ou les mélancolies rebelles aux thérapies habituelles, jusqu'aux troubles caractériels de type antisocial grave : états schizophréniques [...] débiles mentaux, imbéciles excités et, enfin, ce qui constitue une application tout à fait singulière et précieuse : la douleur intolérable »...

Freeman reprend exactement la même procédure à deux détails près. Déjà, il substitue, à l'anesthésie générale classique, une série d'électrochocs*. Outre l'amnésie qui en résulte et un possible effet thérapeutique, la délivrance de ces décharges électriques ne nécessite pas un matériel conséquent – contrairement à l'instrumentation d'anesthésie – et celui-ci est disponible dans n'importe quel hôpital psychiatrique. Ensuite, à la place de l'injection d'alcool absolu, Freeman préfère une section mécanique avec le leucotome.

Après quelques tentatives sur des cadavres, il remarque que la paroi osseuse du toit de l'orbite est plus résistante qu'attendu et que, très souvent, le leucotome inventé par Moniz se tord à son contact. Un soir, en rentrant chez lui, Freeman prête attention dans sa cuisine à un pic-à-glace de la marque *Uline Ice®*...

La sinistre technique de l'« *Ice-pick lobotomy* » – ou, plus élégamment, la « lobotomie transorbitaire » – vient de naître. Afin que ce geste prenne les apparences d'une technique peu invasive, Freeman

---

* L'électroconvulsivothérapie, son autre nom, a été conçue, également par un Italien, quelques années auparavant. Ugo Cerletti, son inventeur, avait observé en visitant des abattoirs que les porcs, avant d'être abattus, étaient anesthésiés par des chocs électriques. En remarquant que c'étaient les crises d'épilepsies provoquées par ces décharges qui plongeaient les animaux dans un état d'inconscience, le psychiatre de Gênes eut l'idée d'appliquer la méthode à l'homme. On savait que les crises d'épilepsie pouvaient atténuer, voire faire disparaître certains symptômes psychiatriques, notamment dans la dépression.

abandonne tous les oripeaux du chirurgien – casaque, gants et masque opératoire – et même les champs opératoires.

Le premier patient sur lequel Freeman va inaugurer cette technique, en ce début d'année 1946, est – comme c'est souvent le cas – une jeune femme. Ellen Ionesco souffre d'épisodes de manie alternant avec des périodes de dépressions (qu'on appelle aujourd'hui une maladie bipolaire).

Prudent, pour cette première, le psychiatre va commencer d'un côté et, si tout se déroule bien, complétera le geste la semaine suivante. Des années plus tard, dans *The Lobotomist* – l'ouvrage de référence du journaliste américain Jack El-Hai – la fille d'Ellen confiera : « Les comportements violents et suicidaires de ma mère se sont arrêtés immédiatement. Elle était en paix... comme si, grâce à Dieu, tout était fini [...], elle est devenue infirmière puis elle a travaillé avec papa à la bijouterie et comme nounou pour bien des gens. Elle gagnait de l'argent, était productive. Elle était aussi membre de la paroisse et grande cuisinière. »

Malgré cette technique brutale et à l'aveugle, ce premier geste est, pour Freeman, un succès spectaculaire. De nouveaux gestes s'enchaînent et, pour le psychiatre, le seul inconvénient semble être les deux « coquards » dont sortent affublés les malades. Comme ceux-ci ne se souviennent pas de l'intervention – en raison des électrochocs – le psychiatre conseille à leur famille : « Plutôt que donner des explications, je recommande de faire porter des lunettes de soleil. »

Une attitude qui en dit long sur l'éthique de Freeman vis-à-vis de ses patients. On est loin du consentement éclairé qui doit précéder toute intervention. Non seulement ces malades mentaux n'ont probablement pas donné leur accord pour se faire opérer, mais on ne les informe même pas a posteriori.

Les complications ne tarderont pas : des hématomes intracérébraux, des crises d'épilepsie et beaucoup plus d'infections qu'auparavant. Hormis le fameux pic-à-glace stérilisé, la procédure ne s'effectue pas en condition aseptique…

Flashcode 1 - Vidéo et photographie de Freeman
intervenant avec son « pic-à-glace »

Pourquoi n'utiliseriez-vous pas un revolver ?

Dès le début de cette entreprise, James Watts, son collègue depuis déjà dix ans, a pris ses distances. La procédure se faisant au mépris des règles neurochirurgicales de base – telles que le contrôle du geste par la vue, – et d'asepsie, le chirurgien n'entend plus cautionner les agissements du psychiatre. Dans un premier temps, il lui demande de ne plus réaliser de lobotomie transorbitaire dans le bureau que les deux hommes partagent.

Un autre point de désaccord se fait jour. Freeman est convaincu que, pour davantage d'efficacité, la lobotomie – qu'elle soit standard ou transorbitaire – doit être proposée précocement dans l'histoire psychiatrique du malade « avant que la personnalité du patient ne connaisse un profond remaniement ». Pour Watts, au contraire, eu égard aux risques élevés de la chirurgie, ces interventions doivent être réservées à des patients sévèrement atteints.

Freeman commence à parcourir les États-Unis dans ce que certains s'amuseront à appeler sa « lobotomobile ». Tel un forain, Freeman fait démonstration de sa lobotomie transorbitaire d'asiles en cabinets de psychiatres. Les malades ressortent souvent une heure à peine après le geste.

Des seules mains de Freeman, près de 2 400 malades seront ainsi « traités », soit plus de quatre fois plus qu'avec l'intervention dite standard.

À la fin de l'année 1947, Freeman reçoit un courrier de Fulton, un ami de Watts à Yale : « Quelles sont ces choses terrifiantes que j'apprends, vous effectuez des lobotomies dans votre bureau avec un pic-à-glace ? » L'éminent universitaire poursuit, courroucé : « J'étais récemment en Californie et dans le Minnesota et j'en ai entendu parler là-bas. Pourquoi n'utiliseriez-vous pas un revolver ? Ce serait encore plus rapide ! »

Très curieusement, deux ans plus tard, Watts réalisera tout de même à son tour des lobotomies transorbitaires mais, cette fois-ci, au bloc opératoire. Car Freeman et Watts s'accorderont sur un point à propos du pic-à-glace : la technique peut être proposée à des malades souffrant de douleurs cancéreuses en phase terminale. Souvent l'état précaire de ces patients contre-indique une anesthésie générale et la lobotomie peut s'avérer utile pour faire disparaître la composante émotionnelle de la douleur. Après ce geste, les malades restent capables d'éprouver des sensations de la zone auparavant douloureuse mais dépourvues de souffrances.

En 1948, comme le commente l'historien E. Valenstein avec un brin d'ironie « la psychochirurgie est à son pic ». La leucotomie a connu depuis la fin de la guerre un essor fulgurant aux États-Unis comme dans le reste du monde.

Parmi les grands pays, seuls la Chine et l'URSS* n'ont pas été concernés par cet engouement. Les médecins de l'Allemagne nazie ne semblent pas, non plus, avoir été intéressés par cette technique pourtant souvent considérée comme un geste fasciste.

Aux États-Unis, avec 5 074 procédures pour la seule année 1949, la psychochirurgie connaît une explosion. La presse populaire, qui demeure très enthousiaste, n'y est pas étrangère.

---

* Les neurochirurgiens Babtchin et Egorov à Leningrad réalisèrent tout de même près d'une centaine de leucotomies préfrontales avant qu'un ordre du ministre de la Santé y mette brutalement terme. Smirnov, le ministre, pointa du doigt certains médecins juifs et considéra que cette technique était « incompatible avec les principes physiologiques de base de la doctrine de Pavlov ». Certains historiens estiment que cette interdiction – qui restera en vigueur jusqu'en 1982 – aurait probablement fait suite à la lobotomie du fils d'un apparatchik, cela contre l'avis de son père. Cette péripétie aura probablement été l'un des signes annonciateurs du fameux complot des blouses blanches, une machination aux relents antisémites, orchestrée par le régime stalinien dans le cadre d'une purge de l'appareil communiste.

La lobotomie devient recommandée par la Veterans Administration pour les anciens combattants victimes de syndrome de stress post-traumatique. Ainsi, en trois ans, 1 464 anciens combattants seront traités par lobotomie.

L'infortunée patiente de Freeman, la sœur de JFK

Un cas célèbre témoigne de la popularité de la technique aux États-Unis, celui de Rosemary Kennedy, la sœur du futur président américain, « une fille à la joie de vivre rayonnante, et au "sourire parfait". Une amatrice de tennis, de badminton ou encore de voile, mais aussi une jolie jeune femme fêtarde et plaisant aux garçons », comme le rappelle la journaliste Marie Desnos[15]. À l'été 1941, cette jolie jeune femme souffre de sautes d'humeur importantes. Accusant un discret retard mental, Rosemary est interne dans une école tenue par des religieuses à Washington. La direction de l'établissement a informé son père que la jeune femme de vingt-trois ans « s'éclipsait la nuit de l'internat pour revenir au petit matin dans une tenue débraillée[16] ». Le père, Joe, qui vient de rentrer de son poste d'ambassadeur à Londres, souhaite mettre un terme, au plus vite, à cette situation qui pourrait entacher la réputation du clan Kennedy.

Après qu'un médecin de Boston lui a vivement déconseillé l'intervention, il se tourne vers le Dr Freeman. Le psychiatre de Washington accepte de l'opérer sans que l'épouse de l'ancien ambassadeur américain, en déplacement à l'étranger, ait été consultée…

Les résultats de cette lobotomie préfrontale – comme des milliers d'autres moins bien documentés – seront désastreux. La jeune Rosemary devient mutique, incapable de la moindre initiative. On ne déconnecte pas impunément une grande partie des lobes frontaux du reste du cerveau sans séquelles. Le lobe frontal est pareil à la passerelle sur laquelle évolue le capitaine d'un bateau. Sans les facultés d'anticipation, d'attention, d'orientation, de planification, et de jugement du maître de bord le « navire humain » se met en pilote automatique. Non seulement l'individu part à la dérive – abandonné aux vents dominants de son environnement – mais il se trouve également privé d'une partie de sa mémoire et de ses émotions, bref il est mutilé d'une part de sa personnalité. Ayant perdu toute autonomie, la troisième des neuf enfants Kennedy sera discrètement transférée dans un institut pour handicapés du Wisconsin. D'après la biographie des Kennedy, elle y restera vingt ans avant d'avoir la visite secrète de son frère, en campagne dans cet État, puis celle de sa mère Rose. L'aînée des sœurs Kennedy vivra dans des institutions spécialisées jusqu'à sa mort à l'âge de quatre-vingt-cinq ans.

À l'assaut de la planète

Curieusement, en France, où pourtant la Salpêtrière accueillit Moniz puis Freeman, et malgré l'engouement très précoce de Thierry de Martel – précurseur avec Clovis Vincent de la neurochirurgie hexagonale – l'intérêt pour la leucotomie tardera.

Comme le relate Pierre Puech, chirurgien et fondateur en 1939 du premier service de Neuro-psychochirurgie à l'hôpital Sainte-Anne : « Les premières communications [de Moniz] et son livre publié en français en 1936 furent accueillis dans l'ensemble par le scepticisme et la désapprobation. » Les réactions recueillies lors d'une réunion de la Société médico-psychologique exposant la première leucotomie réalisée en France l'illustrent : « Le sujet de cette communication n'est pas sans me causer quelque effroi ! s'indignera un des participants. Je voudrais mettre en garde contre l'expérimentation sur le malade fût-il ou ne fût-il pas dément précoce. » Le Dr Gaston Ferdière qui a pratiqué cette leucotomie chez un jeune patient schizophrène catatonique de vingt-huit ans était pourtant venu exposer un résultat encourageant. Dorénavant son malade « ne s'enferme plus dans son isolement, s'intéresse à son entourage, et aux événements extérieurs, un certain puérilisme de langage est apparu ». En justifiant ce geste, le psychiatre utilise des arguments à double tranchant telle l'impossibilité de prodiguer d'autres soins en raison des « conditions actuelles, au milieu d'innombrables difficultés matérielles, avec l'excès de travail qui m'accable et l'insuffisance de l'aide qui m'échoit (personnel médical ou infirmier) ». Le chef du service de psychiatrie de l'hôpital de Rodez passera tout de même à la postérité pour avoir été le médecin d'Antonin Artaud.

En 1944, Puech publiera une petite série de malades opérés dans son nouveau service. Cependant, comme le relate Marcel David, un autre neurochirurgien de l'hôpital Saint-Anne : « C'est seulement après la Libération que l'on apprit en France l'extension considérable [de la leucotomie] dans les pays anglo-saxons à la suite des travaux de Freeman et Watts. Les techniques primitives se modifièrent, d'autres méthodes opératoires furent proposées et le monde entier, alors, avec un engouement qui paraît injustifié avec le recul des années, adopta la psychochirurgie. »

Ce n'est véritablement qu'à partir de 1947 que la psychochirurgie se développera en France sous l'impulsion des neurochirurgiens de Sainte-Anne mais également du Lyonnais Pierre Wertheimer, de Jean Talairach, et Jacques Le Beau. Ces deux derniers chirurgiens seront à l'origine de deux interventions toujours pratiquées : la capsulotomie et la cingulotomie que nous détaillerons plus tard.

En Grande-Bretagne, la première lobotomie est effectuée à Bristol en décembre 1940. En fin d'année 1947, d'après les chiffres officiels, plus de 1 000 lobotomies avaient été réalisées au Royaume-Uni.

Au Japon, les premières interventions remontent à 1938 mais la leucotomie se popularisera surtout lors de la tutelle américaine. Un chirurgien de l'US Army, formé à la technique de Freeman et Watts, répandra la technique dans l'archipel nippon. À la fin des années 1940, près de 2 000 lobotomies ont été réalisées par les médecins japonais.

L'intervention connaît également un grand succès dans les pays nordiques. Au lendemain de la Seconde Guerre mondiale, 55 des 87 hôpitaux d'État que compte la Scandinavie proposent ce geste.

Albert et moi !

L'engouement pour la psychochirurgie devenu mondial, Freeman prend l'initiative d'organiser une conférence internationale, à Lisbonne, berceau de la nouvelle spécialité.

Cette réunion s'ouvre le 3 août 1948 par un discours de Moniz et une réception dans son palais. Rassemblés dans les somptueux salons, les représentants de plus d'une vingtaine de nations confrontent leurs expériences chirurgicales. Il s'y murmure que Moniz, et pourquoi pas Freeman, ont dorénavant de sérieuses chances dans la course au prix Nobel.

Dans ce contexte, les psychiatres se questionnent sur la position d'un des leurs à ce sujet : le Suédois Gösta Rylander. Certes, l'éminent psychiatre du Royal Caroline Institute a pour ami Freeman et s'est très tôt intéressé à la leucotomie. Néanmoins, dès 1939, Rylander fut le premier à sensibiliser ses collègues sur les modifications – voire les mutilations – de la personnalité induites par cette chirurgie préfrontale. Huit ans plus tard, le Suédois alertera de nouveau la communauté des psychochirurgiens des effets de ce geste sur le Quotient intellectuel : « Les obsessions disparaissent mais le QI chute. »

Les obsessions disparaissent mais le QI chute

Nous savons aujourd'hui grâce aux données de l'imagerie fonctionnelle que les TOC* seraient dus à une anomalie

---

* À lire, sur ce sujet, l'ouvrage de Bruno Millet-Ilharreguy, *Mieux soigner les TOC : les promesses de la stimulation cérébrale*, Paris, Odile Jacob, 2015.

> de fonctionnement des circuits reliant le cortex préfrontal aux structures profondes de notre encéphale : les noyaux gris centraux. Pour des raisons qui demeurent mystérieuses, ces noyaux gris produiraient à destination du manteau cortical un flux d'information – souvent en relation avec le danger – qui serait insuffisament filtré par le reste des structures cérébrales. On considère que l'efficacité de la lobotomie repose sur l'interruption de ce circuit. Malheureusement ce circuit neuronal en « surchauffe » se trouve à proximité de deux boucles essentielles unissant cerveau profond et superficiel : la boucle limbique, qui intervient dans nos émotions, et la boucle associative, autrement dit celle de notre intelligence. Une partie de ces boucles pouvant se trouver sur le trajet de la lobotomie, on comprend que ce geste puisse provoquer – d'autant qu'il sera pratiqué largement et à l'aveugle – des troubles affectifs mais aussi des séquelles cognitives mesurables par le QI.
>
> Une troisième boucle, motrice celle-ci, fut rarement lésée par ces gestes de destruction car plus postérieure. Cela explique, malgré les nombreuses complications de la lobotomie, les cas peu fréquents d'hémiplégie.

Les spéculations vont bon train concernant le sentiment de Rylander au sujet du Nobel ; le psychiatre appartient au Royal Caroline Institute qui décide de son attribution...

Freeman, accompagné de son épouse et de ses cinq enfants, est arrivé quelques jours auparavant pour une cérémonie, en son honneur, à l'Académie des sciences de Lisbonne.

Après un discours qu'il conclura par « la leucotomie est dorénavant un geste luso-américain et c'est grâce à vous, professeur renommé, que cette assemblée internationale se tient à Lisbonne », Moniz lui remet le lourd collier et l'étoile dorée de membre d'honneur de l'Académie. Le psychiatre américain ne boude pas son plaisir, plus tard il se piquera d'être « le seul Américain avec Albert Einstein à avoir été ainsi honoré : Albert et moi ! ».

Pour Moniz – après une traversée du désert politique et médical – cette manifestation sonne l'heure de la revanche. La conférence rencontre un vif succès, les résultats de très nombreuses séries de malades opérés sont débattus. On y discute des dernières indications et surtout d'un nouveau principe extrêmement prometteur : la stéréotaxie*. Ce concept, qui date de moins d'un an, va révolutionner la psychochirurgie mais surtout la neurochirurgie.

Au mois d'octobre de l'année suivante, à Washington, Freeman apprend que le prix Nobel de médecine et de physiologie vient d'être décerné à Egas Moniz. La déception du psychiatre américain est palpable.

Fort de sa renommée internationale et de son rôle déterminant dans la diffusion et le perfectionnement de la technique, Freeman espérait partager la prestigieuse distinction avec Moniz. À sa place c'est le Suisse W. Hess qui est honoré. L'un des fils de Walter Freeman se souvient de son père évaluant, en voiture, ses chances pour le Nobel auquel sa femme, Marjorie, avait répliqué : « Mais, enfin Walter, tu es bien trop controversé. »

---

* Voir p. 94.

2.

Du silex à l'impaludation

Un neurochirurgien préhistorique

Le soleil a dardé ses premiers rayons, la cérémonie peut débuter. Sur une natte, un jeune homme robuste, le sommet du crâne grossièrement rasé, gît immobile, les membres entravés. Tandis que ses aides bloquent la tête, l'opérateur saisit l'un des silex tranchants qu'il a préparé. Il sait qu'une rapidité extrême est requise pour cette première phase, où le jeune homme va se débattre furieusement. En un éclair, l'opérateur incise profondément le cuir chevelu jusqu'au contact de l'os. Avec la pierre aiguisée, il trace un arc de cercle. Une corde de chanvre serre le pourtour du crâne, elle aide à l'immobilisation et, surtout, diminue le saignement. Mais, comme à chaque fois, elle finit par glisser sur la peau rendue visqueuse par le sang, la sueur et les soubresauts du jeune homme. Les aides tentent maladroitement de la replacer. L'opérateur, agacé par cette cordelette qui le gêne plus qu'autre chose, leur demande de s'arrêter.

Tandis que les cris progressivement se tarissent, l'épais lambeau de cuir chevelu découvre une surface blanchâtre. Les aides, dont beaucoup assistent pour la première fois à l'intervention, demeurent médusés devant cette calotte osseuse ayant le grain de leurs haches en diorite polie. D'environ une paume de main, cette surface d'albâtre les fascine. Pour l'opérateur, il n'y a plus le même magnétisme.

Il s'empare d'un nouveau silex – légèrement moins tranchant mais plus robuste – et commence à abraser vigoureusement l'os. Les rugissements du jeune homme se sont maintenant complètement tus.

L'opérateur enchaîne le même geste de grattage et de raclage des dizaines de fois. À deux reprises, il change d'instrument. Le creux dans l'os continue de s'élargir mais la main fatigue. Peu à peu l'os perd son aspect lisse et son opalescence, pour prendre l'aspect d'une pierre granuleuse et saignante.

Progressivement, au centre de la zone érodée, apparaît une sorte de feuille blanchâtre et dépressible. D'expérience, l'opérateur a appris qu'il ne doit, en aucune manière, aller au-delà de cette limite. Sinon, c'est l'échec assuré... Patiemment, il continue d'éroder les bords de l'os en respectant du mieux qu'il peut cette membrane, parcourue de nervures d'où le sang perle. Chaque fois qu'il en effleure la surface, le jeune homme grogne.

L'orifice devenu suffisamment large, l'opérateur demande qu'on lui apporte le pot contenant la cire d'abeille. Il en prend une noisette et « beurre », du bout de ses doigts, les berges osseuses. Peu à peu le saignement osseux se tarit.

Après avoir psalmodié de longues phrases, il rabat le volet de peau sur la cavité sanglante. Puis il recoud la peau, à l'aide d'une longue épine et de fins brins de végétaux. Pour les aides, ces gestes sont redevenus familiers. Ce sont ceux avec lesquels ils assemblent les cuirs.

Les cris reprennent, mais le jeune homme paraît hagard. L'opérateur verse plusieurs jarres d'eau cristalline sur la plaie, puis applique des onguents. À nouveau, il récite de longues phrases.

Chaque jour, il viendra visiter l'opéré dans sa hutte, pour remplacer les onguents et déclamer des formules. Rapidement, ce dernier reprendra le chemin de la chasse et de la cueillette et, l'été venu, participera aux récoltes.

Fiction préhistorique ? Reconstitution plutôt. En 1996, une équipe franco-germanique a exhumé, en Alsace, le crâne de cet homme trépané. La découverte a été publiée dans *Nature*[1], l'une des revues scientifiques les plus prestigieuses. On y apprend que l'individu était âgé d'une cinquantaine d'années, un record pour la préhistoire ! Il a donc survécu à cette intervention héroïque, comme en témoigne la réossification des berges de la craniotomie. Le crâne porte même les stigmates d'un second geste ! Encore plus large – 9 cm de diamètre contre 5 la première fois – cette seconde trépanation se situe également au sommet du crâne, cette fois en arrière. La datation au carbone 14 confirme que l'homme vivait au néolithique, il y a sept mille ans.

Cette observation vient s'ajouter à des centaines d'autres, en France dans le Bassin parisien mais aussi en Amérique du Sud, en Sibérie, en Afrique du Nord, en Abyssinie ou en Mélanésie. « Dans les sépultures néolithiques, en moyenne un crâne sur 25 est trépané et ces crânes trépanés sont 10 fois plus nombreux dans les sépultures néolithiques que dans les nécropoles mérovingiennes ou les sépultures de l'Ancien Pérou », estime Emmanuel Jamet, médecin-anthropologue au Musée de l'Homme à Paris[2]. Sur chacun de ces crânes, des indices – telle la cicatrisation osseuse – prouvent qu'il ne s'agit pas de rituels posthumes[3].

Le néolithique a été en quelque sorte l'âge d'or de la trépanation. Et si les gestes chirurgicaux et les instruments utilisés peuvent nous paraître aujourd'hui quelque peu primitifs, les opérateurs de l'époque ne manquaient pas d'idées pour raffiner leurs interventions.

À la reconstitution de cette scène, nous aurions ainsi pu ajouter certains détails : des décoctions de plantes aux vertus anesthésiantes – comme le pavot, la belladone ou la jusquiame – ont possiblement été proposées au jeune homme avant l'opération. De même, les « neurochirurgiens » du néolithique avaient à leur disposition des végétaux aux propriétés antiseptiques : l'alcool existait déjà sous la forme de bière, et le pouvoir antibactérien de certaines moisissures était semble-t-il connu.

L'un des dangers majeurs d'un geste chirurgical pratiqué dans de telles conditions est l'infection. Pour cette raison, les opérateurs ont su très tôt que la fameuse membrane blanchâtre et fibreuse qu'ils faisaient apparaître sous l'os ne devait en aucun cas être franchie. Il s'agit en effet de la dure-mère, la couche la plus externe des méninges, ces trois enveloppes qui protègent le cerveau et la moelle épinière.

Une méningite, pour laquelle aucun traitement n'existait, était la sanction fatale à la moindre effraction de la membrane. En la préservant, l'opérateur préhistorique minimisait deux autres dangers : l'hémorragie intracrânienne, d'une part (car les veines, artères et sinus sont situés en dessous de la dure-mère) et des lésions du tissu cérébral d'autre part.

Un mystère subsiste : pourquoi un tel acte ? Il plairait à l'esprit de croire qu'il visait à évacuer un hématome faisant suite à un traumatisme crânien : la neurochirurgie moderne reprend exactement le même principe. La localisation des trous de trépans – au sommet du crâne –, de même que l'absence de fracture sur les crânes trépanés ont amené les spécialistes à écarter cette hypothèse.

Dès la fin du XIXᵉ siècle, le médecin français Paul Broca avait eu conscience de la faiblesse de l'argument du traumatisme. Célèbre pour avoir fondé l'anthropologie physique en France, et plus encore pour avoir découvert l'aire cérébrale du langage qui porte son nom*, Broca a ainsi envisagé les trépanations préhistoriques comme une façon de guérir « certaines maladies de la tête, en ouvrant une issue aux mauvais esprits ».

---

* La théorie localisationniste du langage est aujourd'hui remise en question par certains scientifiques.

Le but que visait le neurochirurgien préhistorique était-il de traiter l'épilepsie ou une autre affection neuropsychiatrique ? Ou bien s'agissait-il d'un rite religieux ? Des amulettes composées de volets osseux crâniens, retrouvées lors de fouilles archéologiques, pourraient plaider en ce sens.

Médecine, magie ou religion ? Peut-être les trois à la fois… « Broca envisage la trépanation pour lutter contre l'épilepsie, autrefois appelée le mal sacré, mais l'inverse est aussi possible. Ils peuvent opérer afin de déclencher des convulsions pour rapprocher les individus du divin », souligne Emmanuel Jamet. En l'absence, par définition, de traces écrites de cette période de la préhistoire, il est à craindre que nous soyons contraints d'en rester, à jamais, à des interprétations. L'archéologie a permis de faire parler les crânes des hommes du néolithique. Mais faute de pouvoir analyser leurs cerveaux, ceux-ci garderont leurs secrets.

L'école des gladiateurs,
une école de neuroanatomie

Il faut attendre 1 500 avant J.-C. pour obtenir les écrits des premiers chirurgiens de la Haute Antiquité qui trépanent « pour donner issue à l'esprit emprisonné dans le corps » et « soulager les douleurs, la mélancolie ou libérer les démons ».

C'est le célèbre Hippocrate (environ 460-370) qui le premier pose les indications du trépan, décrit l'instrumentation nécessaire et le mode opératoire.

Galien (129-201), médecin grec de l'école des gladiateurs à Pergame, établit les premiers rudiments de la neuroanatomie grâce à ces « fenêtres sur le corps », offertes par les plaies béantes des combattants. Ses connaissances anatomiques le poussent à de nombreuses opérations audacieuses où il aborde, notamment, le cerveau. Cet organe qu'il qualifie de « Prince des viscères » représente, pour le savant grec, le centre du raisonnement, de la conscience et des sensations. Une conception visionnaire, bien divergente de la pensée aristotélicienne qui situait le siège de la pensée et des sentiments au niveau du cœur*.

Il en est ainsi pour beaucoup de domaines en médecine – et en sciences –, les mille années qui ont suivi sont pauvres en écrits et en innovations, lorsqu'il ne s'agit pas d'un véritable recul.

Il faut attendre 1170 pour voir arriver une nouvelle référence à la trépanation afin de soulager une affection neuropsychiatrique : dans son ouvrage *Practica Chirurgicae*, le chirurgien italien Roger de Parme professe que pour la mélancolie, une incision en croix doit être réalisée au sommet du crâne afin d'en libérer les « humeurs nocives ». Mais il ne nous en dit pas davantage…

---

* Cette vision d'Aristote (384-322) fut longtemps la plus communément admise et certaines de nos expressions témoignent de cette conviction lointaine : « apprendre par cœur », « tu me brises le cœur » ou « avoir un cœur de pierre ». Cette croyance tient probablement aux manifestations cardiaques telles que l'accélération du pouls accompagnant les émotions intenses. La réactivité émotionnelle du cœur contrastant avec la placidité de l'encéphale.

L'extraction de la pierre de folie
au Moyen Âge

Néanmoins, de tels écrits demeurent rares et la fin du Moyen Âge livre, avant tout, des témoignages picturaux du traitement de la maladie mentale par la trépanation. De nombreux peintres reproduisent l'excision de la « pierre de folie », dont l'origine renvoie à l'imaginaire et au symbolisme d'une époque où l'analogie joue un rôle fondamental en thérapeutique.

L'Extraction de la pierre de folie, du peintre flamand Jérôme Bosch, aujourd'hui exposée au musée du Prado à Madrid, est l'exemple le plus connu et mérite, à ce titre, que l'on s'y attarde (Flashcode 2). Ce tableau peint à la fin du XVe siècle représente, au milieu d'un paysage d'été, un chirurgien-barbier qui extrait un objet du crâne d'un homme assis. Un moine et une religieuse observent l'intervention. Le chirurgien est représenté avec un entonnoir de savoir en guise de couvre-chef, le définissant ainsi comme médecin des fous. Curieusement, et contrairement au titre de l'œuvre, celui-ci retire de la tête du malade non pas une pierre… mais une tulipe ! L'inscription en lettres gothiques qui légende l'œuvre se traduit par « Maître ôte la pierre, mon nom est Lubbert Das », un nom flamand désignant une personne simple d'esprit. Cette représentation laisse suspecter l'intention allégorique du peintre de dénoncer la tromperie faite aux malades. Cette lithotomie – selon sa dénomination médicale – appartenait, à l'époque de Bosch, à l'arsenal des remèdes psychiatriques. La folie, symbolisée par ce caillou, était censée disparaître au moment de l'extraction de la fameuse pierre*.

Dans l'imaginaire populaire, guérir la folie revient à extirper ce corps minéral. Geste thérapeutique, charlatanisme, symbole, fiction artistique… l'opération de la pierre de folie demeure énigmatique.

En dépit de nombreuses toiles reprenant ce thème – notamment parmi les écoles hollandaises et flamandes des XVe et XVIe siècles** – on ne retrouve aucun texte médical traitant de la question, les seules sources demeurant iconographiques[4]. On peut néanmoins considérer qu'il s'agissait d'une intervention superficielle et non d'une chirurgie intracrânienne. Une incision verticale était pratiquée au milieu du front ou du cuir chevelu, puis le soigneur, par un tour de passe-passe, faisait apparaître une petite pierre afin de prouver au patient la complète réussite du traitement.

On y verra, bien sûr, une forme de neurocharlatanisme avant l'heure, mais l'on peut également s'interroger sur une exploitation du fameux effet placebo – bénéfice d'un traitement, généralement une

---

* Cette symbolique de la pierre est parvenue jusqu'à nous par des expressions telles qu' « avoir un grain » ou « grain de folie ». Référence probable au grain de sable qui viendrait enrayer la belle mécanique cérébrale…

** On retiendra, notamment, les œuvres de Carel Allard, Jérôme Bosch, Andries Both, Pieter Brueghel, Adriaen Brouwer, Jan de Bray, Théodore de Bry, Cornelis de Wael, A. Diepraem, Frans Hals, Pieter de Huys, Jan Steen, David Téniers, Jan Van Der Bruggen, Jan Van Hemessen, Franz Van Mieris, Jan Van Mieris et Nicolas Weydmans.

substance chimique, pourtant dépourvu de principe actif. Largement ignoré à l'époque, cet effet a pu être à l'origine de certains succès et contribuer à la propagation de l'extraction de la pierre de folie. Il s'agirait alors d'une exception dans l'exploitation de l'effet placebo : dans l'immense majorité des cas, celui-ci est recherché en administrant une molécule. Pour des raisons éthiques, le recours à une chirurgie placebo (ou chirurgie blanche) est exceptionnel, il est cependant permis dans le cadre de certains protocoles de recherche.

Si les connaissances neurologiques et neuroanatomiques ont continué de progresser entre l'époque médiévale et le XIXe siècle, les témoignages sur d'éventuelles interventions chirurgicales à visée psychique sont rares. Mentionnons tout de même Robert Burton[5] qui, dans *Anatomy of Melancholy* en 1621, défend la perforation du crâne afin d'en laisser échapper les « *fuliginous vapors* » (vapeurs noires). De son côté, Thomas Willis, célèbre anatomiste d'Oxford, recommande en 1664 dans *Cerebri Anatome* la trépanation pour traiter la mélancolie sévère, en plus de l'administration de l'herbe de St John's Wort*. Quoique abondamment représentées sur des toiles, ces chirurgies restèrent néanmoins limitées dans les pratiques, compte tenu de la lourde mortalité dont elles étaient grevées.

D'Hippocrate à la fin du XIXe siècle, la chirurgie crânienne ne fera presque aucun progrès, et il faudra

---

* Connue en France sous le nom de millepertuis, cette herbe est traditionnellement utilisée dans les manifestations dépressives légères. Son efficacité est maintenant démontrée.

attendre 1887 et le Britannique Victor Horsley puis l'Américain Harvey Cushing, pour que naisse la véritable neurochirurgie. L'aire pasteurienne créera les conditions propices d'asepsie en autorisant l'ouverture de la dure-mère avec un risque moindre d'infection postopératoire.

Les travaux de Paul Broca (1824-1880) et de l'Allemand Karl Wernicke (1848-1905), ainsi que l'accumulation d'observations cliniques de traumatisés crâniens et de comptes rendus d'autopsie, permettent de préciser les fonctions du cortex, établissant un lien indiscutable entre certaines lésions cérébrales et des modifications comportementales. L'exemple le plus cité, à ce sujet, demeure celui de Phinéas Gage, véritable mythe des neurosciences…

Flashcode 2 - Tableau de *L'extraction de la pierre de folie* par Jérôme Bosch

Phinéas Gage, un rescapé singulier

Nous sommes dans le Vermont, le 13 septembre 1848, et l'avancée des travaux de la voie ferrée est ralentie par un bloc de roche, que l'on décide de faire voler en éclats. Phinéas Gage, un quartier-maître artificier, est appelé à la rescousse[6]. Dans pareil cas, après qu'un trou a été foré dans la pierre, on le remplit de poudre puis délicatement, on la tasse avec un bourroir, une barre métallique affûtée de 6 kg et de 1 m 10 de long. Un mouvement sans doute mal contrôlé, la barre qui frotte la paroi rocheuse, une étincelle et le drame se produit. Dans une violente explosion, la barre à mine se transforme en projectile et termine sa course, 20 mètres plus loin, sanglante et visqueuse de matière cérébrale. L'objet métallique a débuté sa course parabolique en entrant par la pommette gauche du contremaître, a traversé son orbite puis son lobe frontal pour ressortir par le cuir chevelu.

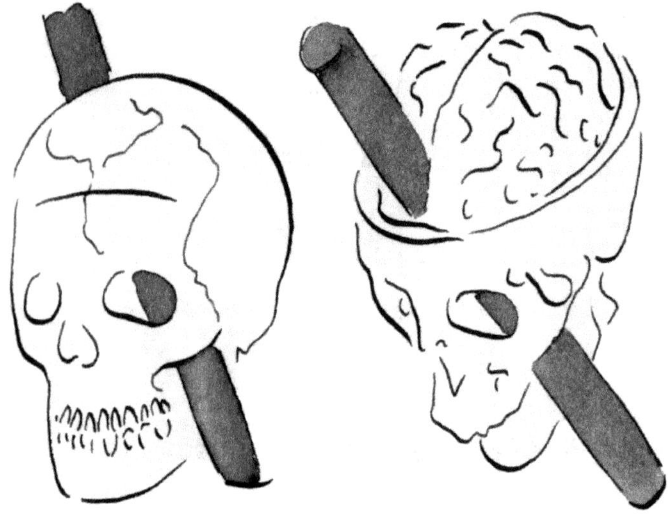

Figure 1 - Trajectoire de la barre à mine
dans le crâne de Phinéas Gage

Étonnamment, Gage n'est pas tué sur le coup, il reste même conscient. Tout au plus est-il secoué par quelques crises convulsives. Le cuir chevelu béant de l'ouvrier laisse pourtant échapper un mélange sanglant d'écaille osseuse et de tissu cérébral. Ses compagnons stupéfaits le montent sur un char à bœufs et le ramènent... à son hôtel.

Là, Gage attendra le médecin, assis sur le perron. À l'arrivée du Dr Williams, le blessé répond simplement :

« La barre est entrée là. (Le contremaître montre alors son orbite gauche vide et sanglant, puis ajoute :) Elle m'a traversé la tête. »

Le médecin et son confrère, le Dr John Harlow, sont sidérés. Jamais ils n'ont vu un homme survivre à une telle blessure. Gage poursuit : « J'espère que ce n'est pas trop grave... »

Toutes les vingt minutes environ, Gage est secoué de haut-le-cœur, liés aux caillots de sang et aux débris de tissu cérébral obstruant son arrière-gorge. Les deux médecins nettoient soigneusement la blessure et enlèvent les débris osseux. Pour cela Harlow enfonce son index droit dans la plaie cérébrale et le gauche dans l'orbite. Les doigts du praticien se rejoignent... et le blessé ne ressent pratiquement rien lors de la manœuvre. La blessure et la perte de substance sont spectaculaires, mais la barre à mine n'a en fait lésé aucune zone vitale du cerveau, comme le tronc cérébral.

Au quatorzième jour cependant, son état neurologique décline, sa face se tuméfie, la plaie suinte et Gage se met à délirer. Il s'enfonce dans le coma. Le menuisier de la ville vient prendre les mensurations de son futur client. Tentant le tout pour le tout, le Dr Harlow décide de ponctionner au travers de la cavité nasale et de drainer ainsi la plaie devenue purulente.

Pendant plusieurs semaines, Gage oscille entre la vie et la mort. Miraculeusement, l'infection se guérit et, deux mois plus tard, l'ouvrier regagne son domicile du New Hampshire… avec sa barre à mine. Un morceau de métal devenu fétiche dont l'homme ne se dessaisira jamais plus.

Le Dr Harlow continue de suivre son patient et surtout s'intéresse aux modifications comportementales provoquées par ce singulier traumatisme. Ce sont ses observations qui vont faire entrer ce traumatisé crânien de vingt-cinq ans dans la mythologie des neurosciences.

Avant l'accident, cet ouvrier consciencieux, décrit par ses collègues comme fiable et efficace, avait également les qualités d'un « homme d'affaires intelligent et avisé ». Attentif aux autres, il savait se montrer révérencieux et courtois. Après le drame, son entourage a un jugement sévère à son égard : Gage est devenu « vulgaire, malpoli et se laisse même de temps en temps aller aux insanités ». Le contremaître n'a plus que ses propres désirs en tête, il est devenu dépensier.

Dans un compte rendu qu'il fera, vingt ans plus tard, devant la Société médicale du Massachusetts, le Dr Harlow tentera de résumer ainsi les changements comportementaux : « L'équilibre entre ses facultés intellectuelles et ses propensions animales semble avoir été détruit. » Le médecin de campagne ajoute : « Il possède les pulsions animales qu'un homme fort peut avoir [...]. À cet égard, son esprit a été radicalement modifié, de sorte que laconiquement ses amis et connaissances disent de lui, "il n'est plus Gage "[7]. »

« Gage n'était plus Gage » – cette formule célèbre que l'on retrouve aujourd'hui dans des milliers d'ouvrages médicaux – pourrait signifier que le cerveau et l'esprit ne sont qu'un. Ce fait divers devenu mythique pointe, pour la première fois, la responsabilité du lobe frontal dans nos comportements, notre personnalité.

Sur le plan physique, Gage n'a alors guère de séquelles, excepté la cécité d'un œil. Mais il ne reprendra pas son travail dans la compagnie de chemin de fer en raison de son changement de caractère.

Le plus célèbre traumatisé crânien de l'histoire enchaîne alors les petits boulots. Fort de la médiatisation de son accident, il se reconvertit, tout d'abord, en bête de foire au musée Barnum à New York. Il y pose en compagnie de sa barre à mine et, pour quelques pennies, les visiteurs peuvent « écarter les cheveux de Gage et voir les pulsations de sa cervelle » battre sous son cuir chevelu[8].

Gage embarque ensuite pour le Chili où il y déniche un boulot de conducteur de diligence à la Wells Fargo & Company et assure la liaison entre Valparaiso et Santiago. Après sept années de pistes escarpées et caillouteuses, sa santé devient fragile. Il quitte, par vapeur, le Chili pour San Francisco où sa famille vient de s'installer. Douze ans après l'explosion, Gage y meurt, le 26 mai 1860, des suites de crises d'épilepsie répétées.

Conservés à Harvard, telle une relique, son crâne et sa barre à mine continuent de faire l'objet d'intenses spéculations. Les trois cents mots de l'article d'Harlow décrivant les modifications comportementales de Gage sont sujets à de nombreuses interprétations et même à contestation... Ainsi, l'historien australien Malcolm Macmillan, auteur d'un ouvrage de 576 pages sur ce fait divers, s'interroge sur l'atteinte frontale du quartier-maître[9]. En songeant aux aptitudes que requiert la conduite d'une diligence – les rênes de chacun des chevaux sont dirigées indépendamment, ce qui réclame une grande dextérité lors d'un virage –, Macmillan doute que les séquelles neurocognitives du cocher borgne aient pu lui permettre de diriger un tel attelage. Les récentes modélisations mathématiques du crâne de Gage et de la trajectoire de la barre à mine laissent le mystère entier.

La bosse du crime

Par cette observation légendaire, et des dizaines d'autres, l'idée de modifier le comportement en intervenant sur le cerveau fait son chemin.

En 1819, une trentaine d'années avant l'accident de Gage, un neurologue de Vienne, Franz Joseph Gall, avait déjà développé une théorie « localisationniste ».

Selon lui, les facultés mentales et les traits de personnalité seraient liés spécifiquement à certaines parties du cerveau. Des zones qui, en fonction de leurs degrés de développement, influeraient sur la formation du crâne. Pour le neurologue autrichien, le contenu modèle le contenant, et sa théorie de la « cranioscopie » permet d'établir une correspondance entre les reliefs du crâne d'un individu et ses facultés morales ou intellectuelles[10]. Ainsi naît la fameuse bosse des maths.

Rebaptisée phrénologie – du grec *phrēn* le cerveau et *logos* la connaissance – la théorie de Gall est vue d'un mauvais œil par l'Église catholique qui condamne l'idée que l'esprit humain puisse posséder un ancrage matériel.

La célébrité – et les ennuis – croissant, le neurologue songe à s'exiler en France où il compte pour admirateur l'impératrice Joséphine et pour disciples certains médecins de l'École de Paris. Outre les religieux, sa théorie est critiquée par nombre de scientifiques de l'époque.

« Qu'il vienne ; si c'est de la science, la France doit en profiter, si ce sont des inepties, l'Institut en fera justice », tranche l'empereur Napoléon Ier. Après l'engouement, notamment de Paul Broca*, et la création d'une Société de phrénologie par le chirurgien François Broussais en 1831, les thèses localisationnistes sont battues en brèche. Napoléon, lui-même, est demeuré sceptique : « La nature n'est point si pauvre. Si elle était si grossière que de s'annoncer par des formes extérieures, nous irions plus vite en besogne, et nous serions plus savants. [...] Une large tête à grosse cervelle n'a parfois pas une idée, tandis qu'un petit cerveau se trouvera d'une vaste intelligence. Voyez l'imbécillité de Gall ! Il attribue à certaines

---

* Le médecin reprit à son compte la théorie des localisations fonctionnelles, notamment en étudiant l'aphasie éponyme dans des contextes traumatiques.

bosses des penchants et des crimes qui ne sont pas dans la nature, qui ne viennent que de la société et de la convention des hommes. Que devient la bosse du vol s'il n'y a pas de propriété ? La bosse de l'ivrognerie s'il n'existe pas de liqueurs fermentées[11] ? »

Assimilée à une pseudoscience et en en rejoignant progressivement d'autres – comme le magnétisme – la phrénologie cesse officiellement en France en 1848, l'année où une barre à mine traverse le crâne de l'infortuné Gage…

Si les critiques scientifiques de la thèse phrénologique seront sévères, le mérite revient à Gall d'avoir énoncé le principe de la localisation cérébrale de nos facultés mentales.

Ce concept – qui rompt avec l'« holisme cérébral* » – va guider les observations cliniques de Paul Broca. En particulier celles autour de son fameux patient M. Leborgne, surnommé Tan pour la seule syllabe qu'il parvenait à prononcer.

En 1861, devant la Société d'anthropologie de Paris, Broca explique que Tan souffrait d'une atteinte du lobe frontal gauche. Grâce à la dissection du cerveau de cet homme aphasique, le neurologue a pu établir que cette zone était fortement impliquée dans la production de la parole. Les travaux de Broca, puis ceux du Polonais Karl Wernicke** vont permettre de placer les premières pièces du puzzle d'une cartographie cérébrale.

---

* Notion encore répandue au XIXᵉ siècle qui voulait que le cerveau fonctionne comme un tout : toutes ses parties sont équivalentes dans leur fonction et chacune peut remplacer n'importe quelle autre.

** Le neuropsychiatre donnera son nom à une petite partie du lobe temporal gauche à proximité du cortex auditif. Cette aire est dite

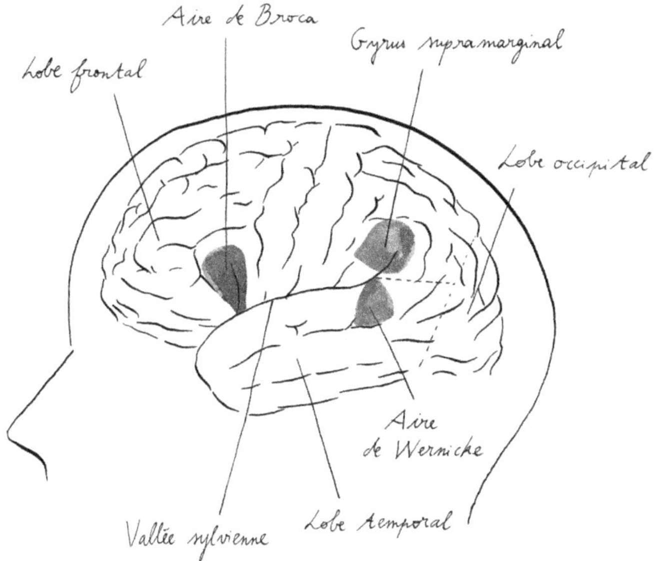

Figure 2 - Aires cérébrales impliquées dans le langage

Avec Gall, Broca et Phinéas Gage, peu à peu l'esprit s'ancre dans le corps.

Burckhardt, le premier psychiatre à s'emparer du bistouri

En moins de trente ans, la théorie localisationniste est adoptée par toute la communauté neuroscientifique. Une théorie qui intéresse de près le psychiatre suisse Gottlieb Burckhardt. Sur les bords du lac de

---

« associative » car elle reçoit des informations des aires auditive et visuelle primaires. Elle est le siège de la compréhension des différents signes du langage.

Neuchâtel, ce nouveau directeur de l'asile de Préfargier s'est fait construire un petit laboratoire de trois pièces où il entend poursuivre ses recherches entreprises à Berne sur l'anatomie et la physiologie nerveuse[12].

L'aliéniste connaît bien les écrits de Broca et s'intéresse à ceux, très récents, d'Albert Mairet sur « l'étude des localisations cérébrales d'ordre psychique ». Ce dernier, professeur de « cliniques des maladies mentales et nerveuses » à Montpellier, prétend que les malades souffrant d'hallucinations auditives sévères posséderaient des lobes temporaux hypertrophiés. Il émet l'hypothèse que l'hyperactivité des centres auditifs serait à la base de ces hallucinations et donc de l'agitation[13].

Ces théories vont convaincre l'aliéniste suisse de la possibilité de déconnecter ce centre perturbateur en excisant une parcelle du cortex incriminé…

Le 29 décembre 1889, Burckhardt est fin prêt. Pour sa première intervention, son choix s'est porté sur une femme de cinquante et un ans internée dans l'asile de Préfargier depuis une quinzaine d'années. Probablement schizophrène selon le portrait qu'en dresse le psychiatre, sa très grande impulsivité rend sa prise en charge problématique au sein de l'établissement. La moindre remarque suscite chez elle des réactions imprévisibles et d'une extrême violence. L'aliéniste estime, en pareil cas, que l'intervention doit porter sur la partie du cortex faisant le lien entre la zone permettant la compréhension verbale – l'aire de Wernicke – et celle de l'expression, l'aire de Broca.

Le but avoué de Burckhardt est de transformer cette aliénée agitée en une aliénée calme.

Après l'avoir endormie avec du chloroforme, l'aliéniste pratique une large incision de son cuir chevelu au-dessus de l'oreille. Il s'empare d'un vilebrequin métallique puis, à l'aide d'une lame circulaire, découpe lentement une rondelle osseuse d'un diamètre d'environ 4 cm. La pièce d'os découvre une membrane blanchâtre. C'est la dure-mère, la couche externe des méninges, ces enveloppes qui protègent le cerveau et la moelle épinière. De la pointe de son bistouri, Burckhardt incise cette membrane fibreuse, faisant apparaître les circonvolutions du tissu cérébral parcouru par l'arborescence de ses vaisseaux. Cette matière vivante n'a pas l'aspect des dizaines de cerveaux de cadavres que l'aliéniste a pu disséquer jusqu'à présent, même les plus « frais ».

Devant ce dédale de circonvolutions, Burckhardt cherche à repérer sa cible, un repli caractéristique du cortex : le gyrus supramarginal.

L'affaire est délicate. Contrairement aux dissections, il n'est pas possible d'agrandir la trépanation en quête d'autres repères. Comme sous la voûte céleste, où l'on déduit une constellation d'une autre, il faut identifier les circonvolutions de proche en proche. Au ras de l'ouverture osseuse, l'aliéniste distingue son étoile du Berger : la vallée sylvienne*. Ce sillon

---

* Du nom de l'anatomiste allemand, Franciscus de le Boë Sylvius qui décrit en 1663 « la profonde fissure qui commence à la racine des yeux et va en arrière au-dessus des tempes ».

profond, séparant le lobe temporal* des lobes frontal et pariétal, va le mener sans difficulté vers le fameux gyrus supramarginal.

Entre les vaisseaux, le psychiatre va découper un petit carré de cortex, de moins d'un centimètre cube. L'assistant recueille le fragment et le pèse : 5 grammes, Burckhardt semble satisfait. Le saignement, minime, se tarit après plusieurs poires d'eau préalablement bouillie. Burckhardt recoud méticuleusement la dure-mère, y repose la rondelle osseuse. En apposant les derniers points de suture sur le cuir chevelu, le psychiatre se détend. La chirurgie a duré quatre heures et s'est déroulée exactement comme il l'avait préparée. Burckhardt paraît aussi fier que soulagé, il vient d'effectuer la première intervention de psychochirurgie de l'histoire.

Quelques jours après, à l'occasion de son rapport annuel, le directeur de Préfargier annonce triomphalement :

« Le comité m'ayant accordé des fonds, les installations et préparatifs nécessaires étant faits et le consentement de la famille de la malade étant acquis, nous avons effectué le 29 décembre la première opération. Ce n'est pas ici l'endroit d'entrer dans les détails. Je tiens seulement à constater que, à ma connaissance, Préfargier est le premier établissement où la trépanation du crâne et l'excision de parcelles de l'écorce cérébrale ont été pratiquées non pas pour satisfaire

---

* Ce lobe est situé sous l'os temporal, ainsi dénommé parce que les cheveux des tempes sont les premiers, en grisonnant, à subir les outrages du temps (ou *tempus* en latin).

des indications chirurgicales mais pour répondre à des indications psychiatriques. Le résultat obtenu m'a puissamment encouragé à continuer dans cette voie dorénavant ouverte. »

Le résultat clinique qu'évoque l'aliéniste est pourtant pour le moins mitigé. La patiente est hémiplégique et demeure fébrile dix jours après le geste. Ses changements d'humeur, il est vrai, semblent moins violents. Constatant que son déficit neurologique régresse et certain de pouvoir améliorer ce résultat, Burckhardt décide d'une nouvelle intervention chez sa malade. Le 8 mars 1889, reprenant la trépanation, le directeur enlève 2,5 grammes supplémentaires. Il note une agitation moindre mais des troubles de l'humeur persistants. Le 29 mai, il réitère son geste – 2,5 grammes à nouveau. Malgré cette troisième chirurgie et un orifice cérébral qui s'élargit, elle demeure très bavarde et continue de menacer le personnel de l'asile. Une ultime opération est proposée le 12 février 1890. En raison de la logorrhée, il s'attaque à l'aire de Broca, à hauteur d'1,5 gramme. Suite à ce quatrième geste, le flux de paroles de cette cinquantenaire se tarit et l'aliéniste estime que dorénavant elle est devenue une « démente calme ».

Le récit de ces interventions itératives, au petit bonheur la chance, est à peine croyable. On peut espérer qu'aujourd'hui Burckhardt serait arrêté dans sa folie opératoire grâce à l'intervention de ses pairs, des médias, des réseaux sociaux ou d'associations des droits des malades ou de l'homme. Mais en cette fin de XIXe siècle, rien de tout cela. Le psychiatre suisse va pouvoir opérer en toute quiétude cinq autres patients avec peu ou prou la même technique, pour retirer du tissu cérébral sur la même zone cible du cortex. Là encore, le bilan n'est guère glorieux.

Un homme de trente-trois ans succombe six jours après l'intervention lors de convulsions, tandis qu'un deuxième, âgé de trente et un ans, est « calmé » par l'opération mais présente des crises d'épilepsie jugulées par les bromures. Un autre jeune homme de vingt-six ans se suicidera peu après sa sortie de l'hôpital. Au total, toujours d'après le praticien, seuls 2 des 6 malades connaîtront une accalmie de leurs troubles.

Burckhardt présente des résultats préliminaires lors du Congrès médical de Berlin en 1889 où il retrouve les grands aliénistes de son époque[14]. Sur le moment, la communication suisse passe inaperçue. Mais des critiques vont enfin fuser.

Le psychiatre français Sémelaigne s'indigne : « Quelles seront les limites de cette frénésie chirurgicale ? Parce qu'un malade donne des coups de pied, ira-t-on lui enlever le centre moteur des membres inférieurs ? »

Ironique, Emil Kraepelin, le célèbre aliéniste allemand, poursuit : « On nous suggère là que des patients agités pourraient être pacifiés lorsqu'on leur gratte le cortex cérébral. » L'Italien Giuseppe Seppilli s'emporte contre la faiblesse des arguments de Burckhardt qui ne « cadrent pas bien avec l'opinion de la plupart des experts qui s'accordent à penser que les psychoses reflètent une pathologie diffuse du cortex cérébral ». Seppilli regrette que la conception du médecin suisse aille à l'encontre de ce que l'on sait de la psyché, cette « entité uniforme ». Il déconseille à quiconque de suivre la voie du directeur de l'asile de Préfargier et conclut : « Une absence de traitement vaut mieux qu'un mauvais traitement. »

En raison de l'indignation soulevée par sa communication de Berlin, Burckhardt s'est arrêté après le sixième malade. Il publie tout de même, l'année suivante, les résultats détaillés de sa petite série d'opérés et, pour répondre aux critiques italiennes, achève ainsi sa monographie de 86 pages : « Les médecins sont de natures différentes. Certains adhèrent au vieux principe : avant tout ne pas nuire – *primum non nocere* – tandis que d'autres estiment qu'il vaut mieux tenter quelque chose que de ne rien faire – *melius anceps remedium quam nullum.* Je dois certainement appartenir à cette seconde catégorie[15]… »

La chirurgie des aliénés

L'aliéniste suisse – qui mourut une dizaine d'années plus tard sans faire de nouveau parler de lui –[16] ne sera pas le seul à appartenir à cette deuxième catégorie.

Entre 1906 et 1910, un neurochirurgien de Saint-Pétersbourg, l'Estonien Lodovicus Puusepp, pratique des sections entre le lobe frontal et pariétal pour calmer l'agitation de trois patients maniaques ou épileptiques[17].

En 1907, le chirurgien français E. Doyen défend de son côté, devant la Société d'hypnologie et de psychologie, l'idée d'une ouverture du crâne, une « craniectomie décompressive » chez les enfants arriérés afin de libérer le cerveau de son carcan osseux. Il allègue de résultats opératoires « rapides et surpre-nants[18] ».

De 1901 à 1913 vont paraître en France neuf volumes sur la « chirurgie des aliénés ». Dans cette collection scientifique – dirigée par un chirurgien et un médecin des Asiles publics du département de la Seine –, les psychiatres vont se mettre en recherche de « la folie dans ses foyers d'origine extracéré-brale[19] ».

La sphère génitale sera le lieu privilégié de cette autre forme de psychochirurgie. « Chez la femme il existe d'étroits rapports entre l'aliénation mentale et la gynécologie. Qui ne connaît l'irritabilité, l'iras-cibilité, l'impressionnabilité, les modifications du caractère de la femme, au moment des règles ? Les affections de l'utérus et des annexes exercent une action marquée sur l'état mental. Il y a là d'abord une action réflexe, et puis une action, non pas réflexe, mais exclusivement psychique, uniquement céré-brale, et plus ou moins consciente. Comment expli-quer les rapports entre la sphère génitale et la zone psychique du lobe frontal chez la femme ? »

Si depuis longtemps l'hystérie a quitté sa racine étymologique liant son origine à l'utérus, l'organe demeure le réceptacle de nombre des turpitudes men-tales du sexe féminin. Les récits cliniques foisonnent pour accréditer la responsabilité de la matrice dans l'aliénation. « Madame F. quarante-quatre ans sans profession a été traitée pendant sept mois dans un asile, en 1881 à la suite d'un grave accident survenu à son mari alors qu'elle nourrissait son premier enfant. En 1896, à la suite du deuxième accouchement, elle est internée de nouveau dans un asile pour débilité mentale avec excitation, idées de persécution, hallucinations de la vue, de l'ouïe, érotisme, mysticisme, appoint alcoolique. [...] Novembre 1898. Examen gynécologique pratiqué par le Dr Picqué : l'utérus est en antéflexion légère, le col est gros violacé 25 novembre. Curetage et amputation du col, 25 décembre 1898 : état physique satisfaisant, les idées hypochondriaques ont disparu. Les autres conceptions délirantes s'effacent peu à peu. » L'aliéniste, apparemment satisfait, conclut que la malade se trouve heureuse de ne plus souffrir et attend avec patience sa sortie « qui serait accordée, si le mari – détourné par ailleurs – n'y mettait obstacle ».

Les descriptions, parfois, se résument en une ligne : « Mme R. Pauline quarante-deux ans, couturière. Mélancolie chronique, endométrite cervicale, amputation du col. Guérison » ou « Mme P. trente-deux ans ouvrière en couronne. Dégénérescence mentale, avec délire mélancolique, kyste vaginal de la grosseur d'une noix, guérison après l'opération ».

Plus étonnant encore, c'est parfois avec une intervention oculaire que certains chirurgiens disent soulager les maladies mentales. Dans un compte rendu tout aussi laconique que ceux de ses confrères, un praticien note ainsi : « Mlle V. Pauline trente-huit ans, sans profession. Mélancolie anxieuse. Débilité mentale. Staphylome cornéen. Énucléation. Guérison du délire. »

Parfois même, l'énucléation d'un œil se double d'un curetage utérin, comme pour cette institutrice mélancolique de trente-cinq ans qui sortira de l'asile

de Ville-Evrard avec un résultat soi-disant mirifique :
« La dépression mélancolique est de beaucoup dimi-
nuée, plus d'idées délirantes. Plus d'idée de suicide.
La malade sort et rentre à Paris chez son ami. » Relativement prudent, le chirurgien conclut toutefois son
ouvrage en précisant que « l'intervention chirurgicale
est contre-indiquée chez les hystériques et les persé-
cutés, les dégénérés, les persécutés-persécuteurs et les
délirants chroniques[20] ».

Camisoles, douches et impaludations

À l'aube du XXe siècle, les aliénistes rivalisent
d'imagination devant l'incurabilité de leurs patients*.
Mais les asiles restent d'immenses garderies : la
douche et les bromures – de potassium ou de
camphre – constituent à peu près tout l'arsenal thérapeutique. Aux furieux, on réserve la camisole de

---

* On peut illustrer cet acharnement et l'éventail des thérapeutiques
envisagées à l'époque en reprenant le récit de Quétel qui, dans une pas-
sionnante *Histoire de la Folie*, relate l'histoire de cet aliéné de trente-trois
ans « interné au Bon Sauveur de Caen en 1848 [...] sous le diagnostic
de "manie continue et très intense avec agitation extrême et continuelle"
auquel on a administré des saignées générales et locales, des purgatifs, des
bains quotidiens, de la digitale "à haute dose et longuement continuée".
Rien n'a pu le calmer. On l'a isolé puis, au bout d'un mois, on lui a appliqué un séton à la nuque [mèche de coton que l'on fait passer sous la peau
pour entretenir un exutoire, c'est-à-dire un ulcère artificiel provoquant
une suppuration locale]. Trois mois ont passé et l'agitation continuant,
on a prescrit un traitement mercuriel. Pas de mieux. Et puis le choléra
a emporté l'aliéné en juillet 1849 sans que l'on ait pu tenter une autre
médication… ou qu'on ait renoncé ». Quétel, C., *Histoire de la folie : De
l'Antiquité à nos jours*, Paris, Tallandier, 2009.

force, voire la cellule capitonnée de luxueux établissements privés.

Des pratiques audacieuses voient progressivement le jour en raison du nihilisme thérapeutique qui domine la psychiatrie de l'époque. Cette période connaîtra la malariathérapie, proposée en 1917 par J. Wagner-Jauregg chez des malades souffrant de troubles neuropsychiatriques liés à la syphilis[21]. Ce neuropsychiatre autrichien avait observé que l'état des patients atteints de cette affection s'améliorait lors des accès fébriles. Son traitement consista alors en l'inoculation du parasite du paludisme, maladie choisie en raison de sa capacité à induire de la fièvre, et de son contrôle par la quinine. Cette impaludation thérapeutique, pratiquée jusqu'à la découverte des antibiotiques, valut à son auteur le prix Nobel de médecine en 1927, quasiment le seul jamais décerné en psychiatrie*.

La même année, un psychiatre polonais, Manfred Sakel, propose de traiter des malades psychotiques en les plongeant dans un coma hypoglycémique par injection d'insuline[22]. Il y voit là le futur de la psychiatrie. L'objectif des « cures de Sakel » est de réaliser une dissolution temporaire de la conscience. On considère qu'à la phase de réveil le sujet est apaisé et psychiquement disponible pour une psychothérapie... En pratique, le patient est progressivement réveillé de son coma hypoglycémique – souvent accompagné de crises d'épilepsie –, par un « resucrage » progressif, dans un contexte de maternage

---

* Voir p. 31 « La psychiatrie, boudée des Nobel ».

infirmier. Cette stratégie a été largement utilisée, notamment dans les hôpitaux américains et britanniques, avant de décliner avec l'arrivée des neuroleptiques. En France, quelques établissements ont néanmoins continué de recourir à ce traitement jusque dans les années 1980. Avec le recul, les cures de Sakel sont apparues comme dangereuses et inefficaces. Un certain nombre de malades (jusqu'à 5 % dans certaines études) y ont laissé la vie, plongés dans un coma profond irréversible. En outre, un essai thérapeutique publié en 1957 dans *The Lancet* a démontré que ces hypoglycémies induites n'avaient aucun effet spécifique sur les affections psychotiques.

Quelques années avant cela, d'autres techniques de choc avaient également été tentées, qui tournèrent court en raison là aussi des complications et de leur absence d'efficacité. Ainsi des chocs « colloïdoclasiques » – consistant en des injections de produits divers pour déclencher de fortes réactions allergiques proches de l'anaphylaxie –, ou des « pneumochocs » (« regonflage » du cerveau par injection d'air dans les cavités cérébrales).

En 1934, partant du présupposé qu'il existait un antagonisme entre épilepsie et schizophrénie, le psychiatre hongrois L. von Meduna a, lui, provoqué des convulsions par une injection d'un toni-cardiaque, le Cardiazol®[23]. Cette thérapie de choc donna des résultats favorables pour un faible pourcentage de malades psychotiques, mais fut rapidement abandonnée en raison de convulsions parfois incontrôlables et sévérissimes. L'idée, néanmoins, se dessinait que les convulsions pouvaient être à l'origine des améliorations cliniques… Au début du siècle, Joseph Babinski, à la Salpêtrière, administra une série d'« électrisations voltaïques de la tête » à une mélancolique pour qui toutes les thérapeutiques – hydrothérapie, opium, hautes doses de belladone… – avaient échoué. « Je dirais d'une manière vague que cet agent a modifié l'orientation du cerveau, a produit un déclenchement qui a ramené l'équilibre[24] », conclua-t-il.

En 1938, Cerletti, de l'université de Rome, inspiré des travaux précédents, eut l'idée, pour provoquer ces convulsions, de remplacer le Cardiazol® par l'application d'une décharge électrique. Il réalisa chez un patient schizophrène onze séances d'électrochocs avec un résultat spectaculaire.

Cette technique d'électroconvulsivothérapie (ECT), dite encore sismothérapie, se répandit rapidement. À partir des années 1940, les médecins améliorèrent le confort de la technique en administrant du curare aux malades avant les séances, afin d'éviter les soubresauts.

De ces différentes thérapeutiques de choc, seule la sismothérapie reste aujourd'hui en vigueur. Elle s'est perfectionnée, et se déroule dorénavant sous anesthésie générale et curarisation, selon des protocoles très stricts. On la réserve à certains patients souffrant de dépressions sévères ou de mélancolies délirantes, résistantes aux traitements habituels. Avec des résultats très satisfaisants, selon les spécialistes.

3.

Ces découvertes associées
à la psychochirurgie

Une technique chirurgicale
révolutionnaire : la stéréotaxie

« En assistant au déroulement d'une lobotomie préfrontale, j'ai été catastrophé par les vastes lésions cérébrales induites et par les graves changements de la personnalité qui en résultaient. Il me vint que la réduction des troubles émotionnels et comportementaux que l'on cherche à obtenir avec la lobotomie pourrait l'être par une petite lésion du noyau dorso-médian du thalamus qui forme un circuit avec le lobe frontal. Une telle lésion ciblée éviterait la rupture des fibres d'association* causée par la lobotomie », se souvient le neurologue américain Ernest Spiegel. De petite taille, les yeux cerclés par des lunettes sans

---

* Les fibres d'association véhiculent les informations cognitives, c'est-à-dire ce qui est relatif à nos connaissances et l'intelligence.

monture, le médecin s'exprime avec un fort accent qui trahit son origine allemande. Spiegel a fui le nazisme au début des années 1930 avec sa femme, Mona, également chercheuse.

À la fin de la Seconde Guerre mondiale, le neurologue de Philadelphie réfléchit avec son jeune élève Henry Wycis – un gaillard accusant 150 kg à la balance et plus investi dans le baseball que les études – à une technique qui permettrait d'atteindre sélectivement une zone profonde du cerveau sans avoir à léser les structures environnantes.

Les deux hommes vont imaginer un appareillage qui, couplé à des radiographies, permet de localiser avec une précision extrême un point dans le cerveau. Une invention qui va révolutionner la neurochirurgie.

Crowdfunding
pour un « chercheur de projectile »

Cette idée n'est pourtant pas nouvelle. Un touche-à-tout génial, le Français Gaston Contremoulins[1], y a pensé plusieurs décennies avant Spiegel et Wycis.

Gaston Contremoulins a vingt-six ans lorsque le savant Henri Poincaré, ami du physicien allemand Wilhelm Röntgen, présente en janvier 1896 les toutes premières radiographies françaises. Un mois plus tôt, Röntgen – découvreur des rayons X qui lui vaudront le prix Nobel en 1901 – a réalisé la première radiographie de l'histoire : un cliché de la main de son épouse.

Le jeune Contremoulins, autodidacte, est subjugué par cette invention. Préparateur à la Faculté de médecine de Paris, il va imaginer un appareil capable de repérer, à partir d'une radiographie, une balle logée dans le crâne. Le jeune inventeur investit ses économies dans le projet et va même jusqu'à lancer, dans le journal *Le Temps,* un système de financement participatif (crowdfunding) lui permettant de réunir les 2 500 francs nécessaires à son entreprise[2]. Fin 1896, soit moins de trois ans après la première radiographie de l'histoire, son appareil est opérationnel. Le jeune prodige pose à la une de l'hebdomadaire *L'Illustration* avec son invention. Un commentaire louangeur accompagne la gravure : « Le chercheur de projectiles de M. Contremoulins a tenu ses promesses. Il a déjà cherché et trouvé des balles que deux malheureux s'étaient volontairement logées dans la tête. L'extraction en a été opérée la semaine dernière avec une remarquable habileté par M. Rémy. Les opérés, délivrés de leurs balles, vont quitter l'hôpital. Et, dès cette semaine, lundi à l'Académie des sciences et mardi à l'Académie de médecine, le Pr Marey, aux applaudissements de ces savants auditoires, a tenu à proclamer solennellement ces heureux résultats[3]. »

Par un très astucieux système de prise de coordonnées basé sur une radiographie et un « compas opératoire », le jeune préparateur parisien* vient de jeter

---

* Contremoulins poursuivra ses innovations et, quelques années plus tard, sera nommé à la tête du laboratoire de radiologie à l'hôpital Necker de Paris. Accusé d'exercice illégal de la médecine, notamment par Antoine Béclère, il sera soutenu par de grands professeurs de médecine de l'époque, dont Joseph Babinski. Après une longue polémique, Georges Clemenceau – président du Conseil et lui-même médecin – confirmera Contremoulins dans ses fonctions. « Je suis certain qu'aux États-Unis,

les bases de la stéréotaxie. Mais son nom ne va pas passer à la postérité.

Est-ce parce que Contremoulins n'était pas médecin ? Ou parce qu'il n'a pas publié dans une revue scientifique ? Sa technique destinée au « traitement et à la guérison des maladies réputées incurables » sombrera dans l'oubli…

Flashcode 3 - Gaston Contremoulins
et son chercheur de projectiles

Une nouvelle discipline : la stéréotaxie

En 1946, lorsque les deux Américains Spiegel et son élève Wycis planchent sur leur appareil visant à réduire les dommages de la lobotomie, ils ignorent tout des travaux du jeune Français. Ils ont seulement pris connaissance d'un article publié en 1908 par un neurochirurgien, Sir Victor Horsley, et un mathématicien, Robert Clarke[4]. Les deux Britanniques ont conçu un prototype proche pour créer des lésions

----

Contremoulins serait depuis longtemps à la tête d'un centre de chirurgie osseuse avec des élèves radiologues, mécaniciens, avec des collaborateurs chirurgiens. Chez nous on attendra sans doute sa mort pour reconnaître la valeur de ses travaux et les mettre en application ! » s'indignera en 1927 un grand chirurgien parisien. Mornet, P., « Gaston Contremoulins : un pionnier méconnu de la radioprotection », *Radioprotection*, 2011 ; 46 (1) : 109-24]

très ciblées dans le cervelet des singes et ainsi explorer le fonctionnement de ce « petit cerveau ». Ils ont associé à cette invention un atlas du cerveau où chaque structure anatomique est définie selon des coordonnées x, y et z dans les trois plans de l'espace.

Lorsque Horsley souhaite cibler un organe cérébral chez le singe, il en repère les coordonnées sur l'atlas – établi à partir de travaux de dissection – puis règle son cadre stéréotaxique en fonction des valeurs de x, y et z.

Le mathématicien suggère à Sir Horsley de breveter cet ingénieux système, mais le neurochirurgien n'écoutera pas son conseil*.

En cherchant à adapter l'appareil d'Horsley à l'homme, Spiegel et Wycis se rendent compte que, contrairement aux singes, la déduction des structures cérébrales humaines à partir de repères crâniens est très imprécise. Sans le savoir, les deux scientifiques vont donc reprendre la technique mise au point cinquante ans plus tôt par Contremoulins, se fondant sur la radiographie. L'existence dans l'encéphale de structures calcifiées, visibles tel un os sur un examen radiologique, procure des repères plus fiables. Pour accroître cette précision, ils injectent de l'air au sein des cavités de l'encéphale, ce qui permet de « mouler » certaines structures.

---

* L'idée sera reprise, une dizaine d'années plus tard, par un ingénieur, Aubrey Mussen, qui en avait saisi le formidable potentiel. Malheureusement son prototype adapté à l'homme n'intéressera pas – à nouveau – les médecins. L'appareillage sera emballé dans du papier journal et oublié dans un grenier. C'est la manchette du quotidien qui, bien des années plus tard, permettra de dater la géniale invention.

Au printemps 1947, « l'appareil stéréotaxique pour des interventions sur le cerveau humain » est en service et, en juin, Spiegel le présente lors du congrès de l'American Medical Association[5].

Pour la première opération, les deux chercheurs ont choisi un malade souffrant de la chorée de Huntington, une maladie qui associe des troubles psychiatriques – notamment la dépression et l'irritabilité – à des symptômes moteurs, « la chorée », une succession de mouvements excessifs, abrupts, imprévisibles et irréguliers. En observant ces mouvements lors de la procédure, Spiegel et Wycis comptent suivre, en temps réel, l'efficacité de leur geste. Grâce à une aiguille guidée par l'appareil stéréotaxique, ils injectent de l'alcool absolu dans le but de détruire sélectivement une partie du thalamus et du pallidum : deux structures investies dans les mouvements et les émotions. Lors de la procédure, Spiegel – d'un naturel plutôt intraverti, tout le contraire de son élève – ne peut dissimuler sa satisfaction. Les mouvements choréiques diminuent suite à l'injection. Malheureusement, l'embellie est de courte durée et la maladie reprendra son cours dans les semaines suivantes.

En 1948, lors de la fameuse Conférence internationale de psychochirurgie à Lisbonne* – durant laquelle les spéculations sur la possible et imminente attribution du prix Nobel à Moniz vont bon train – Spiegel communique ses premiers résultats.

Dans un premier temps, le neurologue de Philadelphie explique à l'assemblée pourquoi il a choisi de

---

* Voir p. 56.

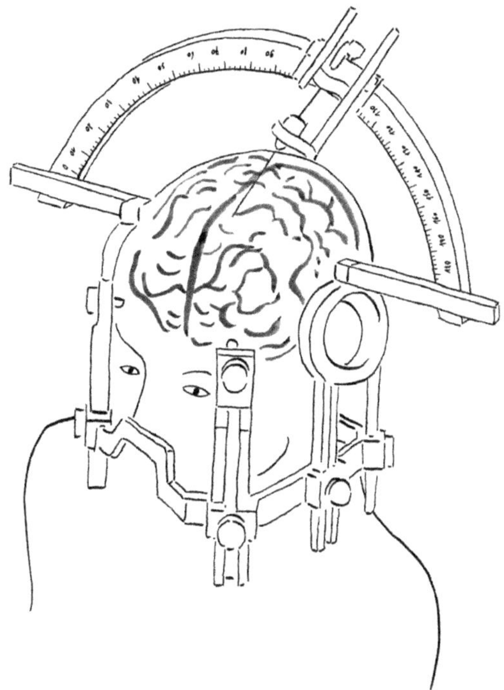

Figure 3 - Exemple d'appareil de stéréotaxie, en réglant deux angles se trouvant dans des plans perpendiculaires, n'importe quel point du cerveau peut être visé avec une précision inférieure au millimètre

cibler le thalamus. Il interroge ses collègues : « Pourquoi n'obtiendrons-nous pas les mêmes résultats que la lobotomie préfrontale mais en réalisant des lésions beaucoup plus circonscrites ? »

Spiegel poursuit en évoquant des travaux d'autopsie qui montrent une dégénérescence d'une partie importante du thalamus suite à des gestes de lobotomie. « Or l'on sait qu'un petit noyau seulement de cette structure est impliqué dans la "tension émotionnelle" : le noyau dorso-médian du thalamus. C'est donc ce noyau que nous avons décidé de détruire ! » justifie-t-il.

Après avoir évoqué l'innocuité – relative – de cette destruction chez le chat et le singe, l'Américain à l'accent viennois dévoile son appareil stéréotaxique, puis détaille les premiers résultats obtenus : « Parmi les huit patients chez qui nous avons réalisé la destruction par "électrocoagulation" du noyau dorso-médian du thalamus, nous avons eu un décès lié à un problème d'électrode. Deux patients souffrant de TOC ont été libérés de leur tension et appréhension, l'un a vu ses compulsions disparaître et l'autre diminuer. Parmi les schizophrènes, un a totalement récupéré et travaille maintenant dans une ferme, une est devenue gérable à la maison et les trois autres sont rentrés chez eux mais ont rechuté […] probablement parce que les lésions n'étaient pas suffisamment étendues[6]. »

Si ce bilan n'est pas entièrement à la hauteur des attentes, l'avancée est pourtant gigantesque. La médecine vient de se doter d'une technique permettant d'atteindre n'importe quelle structure intracrânienne avec un minimum de dommages. Dorénavant, un orifice crânien de quelques millimètres suffit à accéder avec précision à l'intégralité de l'encéphale. Une seule contrainte : l'aiguille ne doit rencontrer ni artère ni veine lors de sa descente. Une hémorragie cérébrale en serait la terrible sanction. L'artériographie*, invention de Moniz, permet dorénavant d'éviter ces dangereux obstacles.

---

* Voir p. 22.

Les progrès vont être fulgurants. Rapidement, comme l'avait fait Moniz dix ans plus tôt, Spiegel abandonne l'injection d'alcool au profit de l'électro-coagulation. La destruction chimique par l'alcool a l'inconvénient d'être peu contrôlable. Le mélange d'alcool avec un produit opaque aux rayons X montre que le liquide diffuse parfois là où il n'est pas attendu… Spiegel reprend donc le principe de l'électrocoagulation dont Clarke se servait pour produire des lésions dans le cervelet de ses singes. Il s'agit d'une aiguille avec à son extrémité une résistance. Lorsque le bout de cette électrode se trouve dans la zone anatomique désirée, un courant électrique est délivré. La résistance va alors chauffer jusqu'à 60 à 80° et détruire ainsi le tissu cérébral sur les quelques millimètres environnants.

Pour le neurologue de Philadelphie, remplacer la canule d'injection d'alcool par une électrode possède deux autres avantages considérables. Avant que l'électrode ne chauffe puis ne détruise une structure cérébrale, un enregistrement préalable de l'activité électrique à ce niveau peut être réalisé. Ces enregistrements qualifiés de neurophysiologiques permettent de déterminer la « signature électrique » de chaque noyau intracérébral. Les neurochirurgiens se dotent ainsi d'un outil permettant de vérifier – avant d'effectuer la lésion – la bonne position de leur électrode.

Le troisième atout d'une électrode guidée par la stéréotaxie est de pouvoir délivrer de minimes décharges électriques. Notre cerveau, magnifique organe électro-chimique, fonctionne grâce aux neuromédiateurs et au courant électrique. Une décharge d'électricité externe au sein d'une structure cérébrale peut la stimuler, autrement dit la mettre en activité artificiellement. Inversement, en jouant sur la fréquence de ce courant électrique, il est possible de bloquer cette activité*.

Le principe de la stimulation électrique cérébrale est connu depuis 1870 mais, jusqu'à Spiegel, cette technique n'avait été utilisée chez l'homme qu'à la surface du cerveau. Le cortex, qui se trouve directement sous la dure-mère, est d'un accès facile et sa cartographie a été rendue aisée par les nombreux repères qu'offrent les circonvolutions.

Un neurochirurgien montréalais, Wilder Penfield, a établi, à partir de 1937, un cadastre précis des fonctions du cortex grâce à cette stimulation, effectuée durant plus d'une centaine d'interventions, principalement chez des malades souffrant d'épilepsie.

Les crises, liées à une dépolarisation électrique de tout ou partie du cortex, provoquent des manifestations cliniques propres à la région de l'écorce cérébrale concernée. Des contractions rapides et involontaires d'un bras, par exemple, évoquent une épilepsie provenant de l'aire motrice contrôlant ce membre. De même, des hallucinations visuelles font redouter une irritation du cortex occipital qui traite les informations provenant de la rétine.

Avant de procéder à l'ablation chirurgicale de la région incriminée, Penfield cherche à reproduire la crise par stimulation électrique du foyer épileptique. Pour cela, il promène un stylet au contact du cerveau et observe, lorsqu'il administre une légère décharge électrique, la réaction motrice ou le ressenti du malade

---

* Voir p. 172.

éveillé. En cas de tumeur, le stylet lui permet aussi de savoir si la région infiltrée par la lésion fonctionne encore. Sa méthode améliore la qualité du geste en minimisant les risques de séquelles. Ce principe est toujours utilisé aujourd'hui par les neurochirurgiens qui pratiquent la chirurgie éveillée, principalement proposée dans certaines épilepsies et pour des tumeurs cérébrales d'évolution lente, les gliomes de bas grade.

Flashcode 4 - Vidéo d'un geste de chirurgie éveillée
au CHU de Marseille

En 1928, Penfield opérera même par cette technique sa propre sœur, Ruth, atteinte d'une volumineuse tumeur maligne. Elle vivra, sans grande séquelle, trois années durant, ce qui, aujourd'hui encore, constitue un record.

Ainsi, intervention après intervention, le chirurgien de McGill établit une cartographie détaillée des fonctions du cortex affecté à chaque région anatomique. Il définit en particulier les zones chargées de la motricité et de la sensibilité.

Des « expériences hors du corps »

Lors de ces « chirurgies éveillées » Penfield observera, parfois, de curieux phénomènes : « J'ai une impression étrange, comme si je n'étais pas ici… comme si j'étais à moitié ici et à moitié ailleurs », confiera une opérée qui avait le sentiment de flotter en dehors de son corps chaque fois qu'avec son stylet électrique Penfield appliquait de légères décharges électriques. Depuis, ces curieuses observations ont été réitérées par d'autres équipes. « Je me vois d'en haut, couchée dans le lit, mais je ne vois que mes jambes et le bas de mon buste », s'étonnait en 2002 cette patiente de quarante-trois ans opérée par des neurochirurgiens de Lausanne. Ces sensations d'expérience hors du corps – les fameuses OBE des Anglo-Saxons pour Out of Body Experience (OBE) – furent rapportées dans *Nature*[7].

Longtemps qualifié de paranormal, le phénomène a également été observé chez un homme de soixante-trois ans souffrant d'acouphènes. Afin de le soulager de ces sifflements permanents – extrêmement invalidants – une équipe belge lui implanta, à la surface du cortex temporal, des électrodes[8]. Lorsque ce matériel, installé à demeure, fut mis sous tension, le sexagénaire décrivit une curieuse sensation : son moi s'était séparé de son enveloppe charnelle et se déplaçait juste en dessous, à 50 cm et à gauche, de son corps !... Intrigués par le récit de cet homme, dont les oreilles malheureusement continuaient de siffler, les chirurgiens d'Anvers décidèrent d'explorer ce curieux cas. La localisation de l'électrode, les imageries fonctionnelles par résonance magnétique (IRM) et tomographie par émission de positon (TEP) permirent d'en apprendre plus sur ces sensations parfois comparées à celles de mort imminente, le fameux *near death experience* des Anglo-Saxons. Ainsi, dans le numéro de novembre 2007 du très renommé *New England Journal of Medicine*, des scientifiques belges nous expliquent que ces « illusions perceptives » proviendraient d'un dysfonctionnement de la région droite du cerveau, aux confins de trois circonvolutions*. La

---

* Supra-marginale, angulaire et temporale supérieure.

> perturbation de cette région aboutirait à un défaut d'inté-
> gration de nos informations visuelles, tactiles, propriocep-
> tives et vestibulaires ; ces deux derniers termes désignant,
> respectivement, la perception profonde des différentes
> parties de notre corps et notre sens de l'équilibre.

Après cette parenthèse, on comprend que la stimulation cérébrale est un prodigieux instrument d'exploration du cerveau. À condition que l'on sache ce qui est stimulé...

En surface de l'encéphale, il n'y a guère de difficulté, on se repère sans peine grâce aux différentes circonvolutions, telles des constellations. Dès lors qu'il pénètre dans les profondeurs du cerveau, le chirurgien s'enfonce dans l'obscurité et quitte le vol à vue pour le vol aux instruments. La stéréotaxie, imaginée par Contremoulins, Horsley puis Wycis, va permettre de rejoindre, avec une extrême précision, n'importe quel point du cerveau.

Talairach, un génie français

Estimant que la psychochirurgie est bien trop sérieuse pour être confiée à des chirurgiens, Jean Talairach, un psychiatre de l'hôpital Sainte-Anne à Paris, se lancera dans la neurochirurgie et cherchera dès 1947 à exploiter cette nouvelle méthode qu'est la stéréotaxie.

C'est son cousin, le célèbre psychiatre Henri Ey, qui l'a poussé dans cette discipline et l'a incité à quitter Perpignan pour rejoindre les hôpitaux psychiatriques de la Seine. En 1939, juste après sa thèse de doctorat sur les « psychoses ovariennes », Jean

Talairach est mobilisé. Psychiatre et donc considéré comme un spécialiste de l'encéphale, le jeune homme est affecté, selon la logique de l'autorité militaire, aux « blessés cranio-cérébraux ». Cette neurochirurgie de guerre lui permettra de rapprocher l'approche anatomique et psychodynamique de la pathologie mentale[9]. Plus tard, dans l'armée des ombres, il fournira aux Alliés des plans détaillés des souterrains de Paris…

Après la Libération, décoré de la Légion d'honneur à titre militaire, Talairach se passionne pour deux petits organes pairs situés au cœur du cerveau et de tous nos processus mentaux : les thalamus. Immense centre d'aiguillage entre tous nos sens – à l'exclusion de l'odorat – et le reste du cerveau, ces structures jouent un rôle fondamental dans la perception de la douleur.

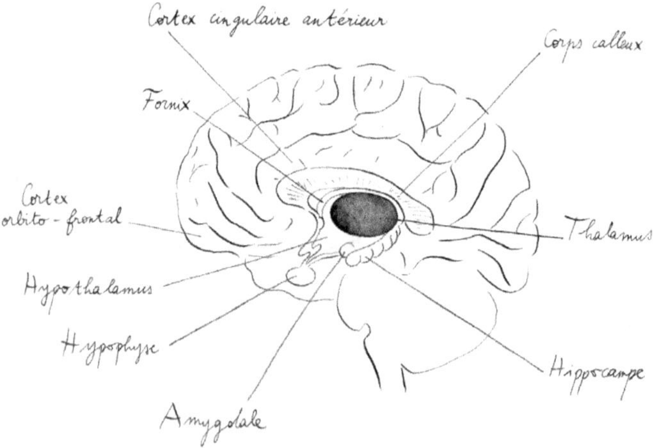

Figure 4 - Coupe anatomique du cerveau
passant entre les deux hémisphères

Le Perpignanais a tout de suite compris que l'appareillage stéréotaxique permet dorénavant d'atteindre, sans danger, ces deux « filtres sélectifs de la douleur », hors de portée de la chirurgie à ciel ouvert. Il crée un système plus fiable et plus précis que celui pensé par Wycis, autorisant un repérage tridimensionnel sans faille. Par un inlassable travail de laboratoire, il va, au fil des dissections, dresser un atlas anatomique. Par d'ingénieuses solutions, il va faire coïncider ce qui deviendra la « cartographie de Talairach » avec les maigres repères anatomiques que la radiographie de l'époque peut lui offrir.

Des décennies avant l'invention du scanner et de l'IRM, cet ingénieux système permet au jeune médecin de Sainte-Anne de se déplacer avec une précision inégalée dans la boîte crânienne.

Le 7 décembre 1948, son appareil – qui bientôt sera connu sur toute la planète comme le cadre de Talairach – est opérationnel. Grâce à une thermocoagulation de noyaux du thalamus, le médecin réussit, ce jour-là, à soulager les effroyables douleurs faciales d'un homme de soixante-douze ans[10].

En réalisant l'autopsie de patients opérés d'une leucotomie préfrontale, Talairach va faire d'intéressantes trouvailles. Il observe, tout d'abord, que les meilleurs résultats cliniques ont été obtenus lorsque le geste était restreint. Ce sont les « dommages collatéraux » induits par des sections étendues qui provoquent ces terribles mutilations de la personnalité tant redoutées des opérateurs. Le psychiatre note également que le soulagement des symptômes, en particulier l'angoisse, a été maximal lorsque le geste chirurgical touche une petite région dénommée le bras antérieur de la capsule interne.

Cette zone de substance blanche, de moins d'un centimètre cube, renfermerait les fibres connectant le thalamus et en particulier le noyau dorso-médian ciblé par Spiegel, à une partie du cortex située juste en arrière de l'orbite et du front : le cortex orbitofrontal.

Depuis l'infortuné Phinéas Gage*, on sait que cette partie du cerveau joue un rôle crucial dans notre comportement et nos émotions. Plutôt qu'une déconnexion trop large de cette région – comme celle infligée par le geste fondateur de Moniz ou le pic-à-glace de Freeman** – Talairach plaide pour une interruption sélective des liens entre ce cortex et le thalamus. Le neurochirurgien de l'hôpital Sainte-Anne communique ses conclusions, en 1949, lors du Congrès neurologique international à Paris[11]. Étonnamment, il ne cherchera pas à explorer cette voie pourtant très prometteuse[12] et l'on perdra vite trace des rares patients opérés. À tel point que, quatre années plus tard, une jeune psychiatre de Sainte-Anne, Lisette Moor, évaluant les conséquences de la psychochirurgie sur le Quotient intellectuel ne recensera dans son étude aucune « capsulotomie[13] ».

Car c'est sous ce terme de capsulotomie qu'allait se populariser la lésion de ce bras antérieur de la capsule interne. Pourtant, la contribution du Français à la psychochirurgie restera méconnue. Est-ce parce que la réputation de cette spécialité n'allait pas tarder à devenir sulfureuse ? Ou, sans doute, parce que ses travaux mondialement reconnus en stéréotaxie et en chirurgie de l'épilepsie ne tarderaient pas à éclipser cette découverte ?

---

* Voir p. 69.
** Voir p. 32 et p. 45.

Flashcode 5 - Vidéo d'une interview de Jean Talairach
retraçant sa carrière

Une chirurgie sans bistouri

À la même période, en Suède, le jeune neurochirurgien Lars Leksell, de retour d'un séjour à Philadelphie où il a rendu visite à Spiegel, va imaginer, à son tour, un nouvel appareil de stéréotaxie.

Lui aussi s'intéresse au bras antérieur de la capsule interne pointé par Talairach[14]. Le chercheur de l'université d'Uppsala réfléchit à une technique qui serait encore moins invasive que celle mise au point par les Américains. Une technique où ni la peau ni le crâne ne seraient ouverts. Plutôt qu'une destruction par la chaleur, Leksell imagine l'énergie d'un rayonnement. Il faudrait que les faisceaux déposent suffisamment d'énergie en un point pour y provoquer, à ce niveau, une lésion du tissu cérébral. Le jeune chercheur songe, pour cela, à la convergence de multiples faisceaux.

Quel enfant, par un grand soleil d'été, n'a pas tenté d'allumer un feu avec une loupe ? Observé ce petit point incandescent qui finit par nous faire grimacer lorsque nous visons l'épiderme. La lumière étant stoppée par la barrière cutanée, Leksell réfléchit à d'autres types de rayonnement véhiculant de l'énergie. Son choix se porte, dans un premier temps, sur les rayons-X[15]. Il vient d'inventer le principe de la radiochirurgie. Une trentaine d'années de maturation seront cependant nécessaires avant que cette approche – toujours utilisée aujourd'hui – ne commence à révolutionner la chirurgie traditionnelle.

Car, malheureusement, les rayons X déposent trop d'énergie sur leur passage, entraînant des complications telles que des brûlures de tissu. Très vite, le neurochirurgien suédois et ses ingénieurs se penchent vers un autre type de rayonnement ou plutôt de particules : les protons. Ces particules de haute énergie possèdent l'avantage de s'arrêter exactement où on leur demande. Leksell dévoile son nouvel appareil dans la revue *Nature*16. La protonthérapie tient ses promesses et les Suédois enregistrent leurs premiers succès chez des patients souffrant de TOC et chez des malades atteints de tumeurs inopérables.

Mais les protons présentent eux aussi un inconvénient : très compliqués à produire, ils sont fort coûteux. L'équipe devient tributaire d'une très lourde machine, le cyclotron. Leksell se tourne vers le cobalt radioactif, plus maniable. L'énergie des rayons Gamma émis par le cobalt étant plus faible, il faut compenser par un plus grand nombre de faisceaux. Les chercheurs d'Uppsala conçoivent donc une « couronne rayonnante », un casque qui va renfermer près de 200 sources de cobalt, chacune équipée d'un « collimateur ». Ainsi, les faisceaux de chaque source sont orientés selon un axe bien précis. La totalité des faisceaux converge en un point. C'est à cet endroit, où l'énergie est maximale, que se produit la lésion tissulaire.

De 1968 à 1982, vingt-six patients souffrant de troubles obsessionnels compulsifs sévères et de troubles anxieux majeurs sont traités avec succès par cet appareil, baptisé Gamma Knife.

Flashcode 6 - Vidéo sur le fonctionnement
d'un appareil Gamma Knife

Cependant, grâce aux progrès de la pharmacologie, les indications psychiatriques vont devenir rares et se heurteront de plus en plus à « des oppositions idéologiques en Suède et dans le monde[17] » pour aujourd'hui ne concerner qu'une infime minorité de patients dans de rares pays*.

Malgré ce revers, le « bistouri-Gamma » va connaître une belle carrière notamment dans le traitement de certaines tumeurs cérébrales. La plupart des grands centres de neurochirurgie de la planète en sont aujourd'hui équipés. Conscient de l'extraordinaire potentiel de son invention et avisé, Leksell avait déposé un brevet puis créé en 1972 la société Elekta® destinée à commercialiser son appareil. Elekta compte parmi les fleurons de l'industrie nordique, cette pépite suédoise est aujourd'hui capitalisée à hauteur de plus de 3 milliards de dollars.

Conçu initialement pour réaliser des gamma-capsulotomie chez des malades mentaux, cet appareil

---

* Voir p. 241.

de 4 à 5 millions d'euros permet de traiter les malades souffrant de métastases cérébrales – sans la toxicité neurocognitive qu'implique une radiothérapie appliquée à tout l'encéphale. Il est aussi employé pour certaines tumeurs dont l'accès chirurgical demeure périlleux, comme les neurinomes du nerf acoustique, ou d'autres tumeurs bénignes tels les méningiomes.

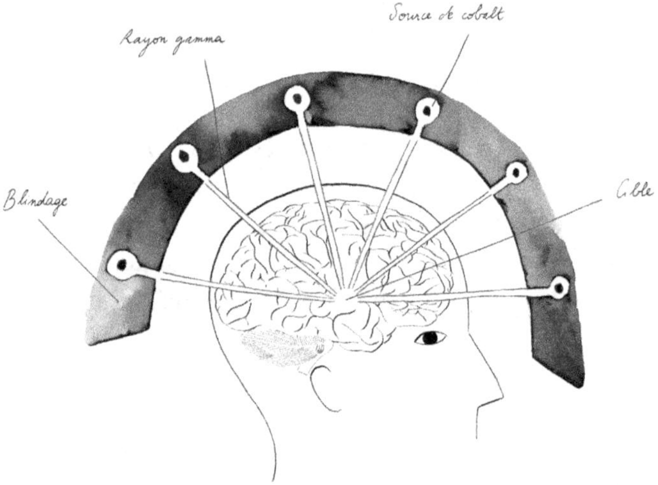

Figure 5 - Principe d'un appareil de radiochirurgie par Gamma Knife : les faisceaux se concentrent en un point ciblé à traiter sur lequel convergent les doses de rayonnement

Une chirurgie phrénologique

Après l'invention de la stéréotaxie par l'Américain Spiegel, la psychochirurgie accouche donc de la radiochirurgie des mains du Suédois Leksell. Ces deux découvertes vont transformer la neurochirurgie.

L'âge d'or de la psychochirurgie, qui courra de la fin de la Seconde Guerre mondiale au milieu des années 1950, contribuera – malgré d'importantes dérives que nous avons évoquées et sur lesquelles nous reviendrons – à une meilleure compréhension des régions du cerveau, en particulier des lobes frontaux. Les chirurgiens vont s'orienter vers des lésions beaucoup plus ciblées de ce lobe dont on connaît aujourd'hui l'implication dans de nombreuses fonctions : motricité, mais aussi langage, raisonnement, planification, prises de décision, personnalité…

Dès les débuts de la psychochirurgie, de nombreux médecins ont déjà réalisé que la lobotomie frontale est une technique grossière, grevée de bien trop de séquelles neuropsychologiques et d'altérations de la personnalité. Moniz en a conscience et confie lors de la Conférence internationale de Lisbonne en 1948 : « Je ne sais ce qu'il adviendra de la leucotomie cérébrale comme traitement. Il est probable que, tôt ou tard, elle soit remplacée par des méthodes meilleures et plus sûres. » À l'instar de Jacques Le Beau, neurochirurgien à Lariboisière (Paris), des praticiens déplorent « une modification trop grande et d'ailleurs souvent imprévisible de la personnalité globale du sujet ». Connue sous le terme anodin (ou pudique) de « syndrome post-leucotomie » : il s'agit en fait « d'incontinence urinaire, égocentrisme, indifférence et puérilité du malade ». On l'a vu, le psychiatre suédois Rylander* sera l'un des premiers, dès 1939, à s'alarmer de ces complications et à en quantifier l'ampleur par des tests psychotechniques[18].

---

* Voir p. 56.

Avant que la technique de la stéréotaxie ne se développe, des neurochirurgiens américains et européens vont alors privilégier des chirurgies très sélectives au niveau du cortex du lobe frontal. Ils ne chercheront plus à sectionner les fibres de projection mais plutôt à supprimer les aires corticales vers lesquelles ces faisceaux se rendent. L'idée de Burckhardt*, soixante ans auparavant, se voit donc reprise mais, cette fois-ci, ce ne sont plus les lobes temporaux qui sont à l'honneur mais les aires frontales. Une grande partie de la surface du cortex frontal fait l'objet de ces prélèvements méthodiques, rebaptisés topectomies. Les premiers résultats donnent, comme le souligne le neurochirurgien lyonnais Wertheimer, « les mêmes effets que la lobotomie au prix d'une mutilation fonctionnelle moins importante[19] ». L'autre avantage de cette technique est d'opérer en superficie, à ciel ouvert, et de minimiser ainsi le risque hémorragique, élevé, des gestes à l'aveugle de la leucotomie de Moniz ou du pic-à-glace** de Freeman.

Comme les départements sur une carte de France, nos différentes aires corticales sont numérotées selon leurs fonctions, offrant à la psychochirurgie un cadastre, proche – symboliquement au moins – des théories localisationnistes de Gall***.

Par exemple, les aires numérotées 9, 10 et 46, impliquées dans l'anxiété, seront visées chez les patients souffrant d'angoisse sévère ou de douleurs

* Voir p. 77.
** Voir p. 45.
*** Voir p. 75.

La carte du cerveau humain enfin mise à jour[20]

L'exploration du cerveau bénéficie de la précision croissante des IRM, des outils informatiques et notamment de l'intelligence artificielle, bref des fameuses NBIC* ! Une récente étude américaine publiée dans *Nature* a permis d'identifier pas moins de 97 nouvelles régions spécifiques, associées pour la plupart à des fonctions cognitives supérieures. Ces zones viennent ainsi s'ajouter aux 83 déjà connues dont une majorité avait été identifiée en 1909 par l'Allemand Korbinian Brodmann. Ce neurophysiologiste avait décrit 52 régions en fonction de la densité, de la taille des neurones et du nombre de couches sur des coupes histologiques observées au microscope. Pour la plupart, ces différences tissulaires correspondent à des différences de fonction cérébrale. Le rôle de chacune de ces régions a pu, notamment, être révélé par les expériences de stimulation électrique du cortex lors de chirurgies éveillées dont, entre les deux guerres, le neurochirurgien canadien Wilder Penfield** fut l'un des pionniers.

En 2009, l'équipe américaine du Human Connectome Project*** s'est attaquée à son tour à cette carte, avec d'importants moyens. 210 cerveaux d'adultes vivants ont été étudiés par IRM. L'épaisseur des circonvolutions, leur nombre et surtout la connectivité des régions entre elles ont été analysés en détail. À l'aide d'un logiciel doué d'auto-apprentissage – une forme d'intelligence artificielle – les chercheurs ont pu identifier de nouvelles zones communes à un grand nombre d'individus. Toutefois, la taille de ces régions varie d'une personne à l'autre, ce qui pourrait expliquer certaines différences cognitives et, pourquoi pas, la prédisposition à certaines maladies mentales.

---

* Voir p. 16.
** Voir p. 100.
*** Voir p. 271.

> Précisons que la carte n'est pas le territoire. Sur une cartographie classique, les routes ne varient pas. Lorsque l'on parle du cerveau, les régions varient d'un individu à l'autre. Ces travaux montrent en quelque sorte un cerveau type, un cerveau étalon*, que l'on ne retouve pas dans la réalité mais qui s'impose comme une nouvelle référence. Néanmoins, afin de planifier une intervention chirurgicale dans une région sensible – prenant en charge la motricité ou la parole – chez un individu donné, il est indispensable d'être en possession d'une imagerie fonctionnelle de ce patient. Le recours à une chirurgie éveillée** peut également être nécessaire afin d'identifier précisément ces zones cérébrales cruciales, grâce à la coopération du malade.

irréductibles comportant une forte « tension anticipatoire ». L'empirisme prévaut et l'on peut lire en 1949, sous la plume de Le Beau, ses recommandations au sujet de la topectomie des aires 9 et 10 : « Le poids de cortex réséqué va de 25 à 30 grammes de chaque côté (dans les psychoses) à 10 à 12 grammes de chaque côté (dans les douleurs irréductibles)[21]. » Les topectomies sont le plus souvent effectuées sur chacun des hémisphères.

Selon Le Beau, les séquelles neuropsychologiques de ces interventions sont moins lourdes que celles d'une lobectomie. En témoigne le courrier d'une de ses patientes suivie pour schizophrénie et traitée par topectomie des aires 9 et 10 à droite. « Depuis que j'ai

---

* Cela pourrait être l'équivalent, en génétique, de Human Reference. Lorsque l'on décode le génome d'un individu, on compare son ADN à « Human Ref » afin de savoir si la mutation est connue et quelle est sa signification : positive, négative ou neutre.

** Voir p. 101.

été opérée, voici quatre ans, je ne prends plus aucun médicament ; mon comportement est celui d'un être normal, et, de plus, j'ai la certitude absolue d'être définitivement guérie avec la pleine possession de mes facultés physiques et mentales. L'intervention chirurgicale m'a débarrassée, par la même occasion, d'une trop grande sensibilité, ce qui ne veut pas dire que j'en manque maintenant. Mon activité ne dépasse pas le cadre peu varié des occupations ménagères, je le déplore, mais aucun débouché ne s'offre à des aspirations moins "pot-au-feu". Quant aux distractions, elles reviennent de façon régulière, le dimanche avec ce que notre bonne ville peut nous offrir, théâtre, cinéma ; ou encore une saine balade dans la campagne en devisant avec une amie. Il m'arrive même d'être demandée en mariage… seulement je ne me décide pas, mais pour des raisons tout autres que la crainte de retomber malade. Je vous communique ce renseignement superflu, peut-être, pour vous prouver combien je dois paraître parfaitement rétablie, puisque, en toute connaissance de cause, l'on n'hésite pas à m'offrir le mariage[22]… »

Cette « guérison » post-chirurgicale d'une schizophrénie a-t-elle pu être attestée par Le Beau lui-même, ou le chirurgien s'est-il contenté de ce témoignage spectaculaire sans vérifier les dires de sa patiente ? Aujourd'hui, le monde scientifique ne pourrait se satisfaire d'une telle autodescription pour affirmer le succès d'une intervention chirurgicale. Une évaluation rigoureuse de l'état de la malade, avec examens clinique et psychologique poussés et probablement d'autres batteries de tests, serait indispensable. De plus, les bons résultats obtenus chez un individu devraient être confirmés chez d'autres, avec un protocole comparable.

L'aire « 24 »

Parmi les nombreuses régions « explorées », l'une d'entre elles va retenir l'attention de Le Beau et de nombreux chirurgiens après lui : l'aire 24, une zone de cortex enfouie dans les profondeurs du tissu cérébral.

Partant du sommet du crâne, l'opérateur doit descendre entre les deux hémisphères jusqu'à être arrêté par un plancher de matière blanchâtre : le corps calleux*, un pont de fibres qui réunit les deux hémisphères. La paroi de cortex qui vient, de chaque côté, au contact de ce plancher ressemble à une bande, une ceinture, d'où son nom latin de *cingulum*. L'aire 24 est un morceau de ce cingulum qui vient ceinturer le plancher du corps calleux.

Chez le singe, la suppression de cette région d'environ deux centimètres carrés – la cingulectomie – entraîne « un effet de placidité sur le comportement des animaux qui sont moins craintifs, plus apprivoisés[23] ». De ces expérimentations chez le macaque, Le Beau comprend, dès 1948, la valeur que peut représenter cette cible dans la « lutte contre les états d'agitation et de violence apparemment sans rapport avec l'anxiété[24] ».

À cette époque, selon les théories du psychiatre suisse Carl Gustav Jung, deux catégories de patients se distinguent : les psychotiques et les neurotiques. Cette

---

* Voir p. 104, figure 4.

seconde famille se sépare entre les introvertis – en proie à des états intérieurs subjectifs comme l'angoisse et la mélancolie – et les extravertis, influencés par tous les objets extérieurs, tels les hystériques et les agités. Pour Jacques Le Beau, la suppression de l'aire 24, profondément enfouie, semble être indiquée dans l'extraversion tandis que les gestes à la surface du lobe frontal doivent être réservés à l'introversion. De 1948 à 1954, Le Beau opère une quarantaine de malades, d'abord à la Salpêtrière, puis à Lariboisière. Dans les grandes salles de ces hôpitaux de la capitale, les infirmières apprécient ces opérés qui sont « plus gentils », moins irritables et moins impatients. Les psychologues, eux, reconnaissent que si les patients sont effectivement plus calmes, leurs tests de personnalité et d'intelligence ne semblent pas affectés. Les résultats cliniques, en revanche, sont plus contrastés et ne respectent pas cette dichotomie entre introvertis et extravertis.

C'est le cas de Mme C, cinquante-sept ans, venue consulter le 29 novembre 1952 pour des idées obsédantes. Le Beau interroge cette grande femme maigre à l'aspect revêche, dont la mimique est fixée en une expression soucieuse et hostile. Elle parle très peu et répond a minima aux questions, sans bonne volonté aucune. Pour le neurochirurgien, le diagnostic devient évident : il est face à une introvertie. L'époux explique que les idées obsédantes de sa femme sont apparues brutalement, une nuit, vingt ans auparavant, suite à une grippe. « Elle a l'impression d'abord que son cœur cogne puis qu'il s'arrête, qu'elle va mourir. Tout de suite après – comme elle n'est pas morte – elle pense qu'on aurait pu l'enterrer vivante. » La malade est obsédée par le moindre changement de son rythme cardiaque. Ayant remarqué que ses modifications de pouls survenaient à l'effort, elle a banni toute dépense d'énergie. « Elle vit terrée comme une bête, pleurant pour un oui ou pour un non », se lamente l'époux. Creusant l'interrogatoire, Le Beau découvre des « épisodes d'obnubilation » évoquant des crises d'épilepsie. L'électro-encéphalogramme lui donne raison, le neurochirurgien programme une intervention quinze jours plus tard.

Le 12 décembre 1952, sous une simple anesthésie du cuir chevelu, le chirurgien taille un volet osseux au sommet du crâne, puis s'immisce entre les deux hémisphères de Mme C. Arrivé au contact du corps calleux, sur lequel serpentent de gros vaisseaux, l'opérateur aspire, à l'aide d'une fine canule, une part de la matière cérébrale qui compose le cingulum gauche. Il renouvelle la manœuvre, à droite, sur une surface d'environ une pièce de un franc. Au fur et à mesure de ce second geste de cingulectomie, la malade se met à parler. À quelques mots succède rapidement une logorrhée, avec agitation. L'intervention touche à sa fin. Mme C. doit être ramenée dans sa chambre attachée proférant des grossièretés dans un flot de paroles désinhibées…

Le lendemain, l'équipe est à son chevet. Sans erreur, elle donne la date et son adresse, puis se remémore précisément son opération de la veille. Au milieu de la petite assemblée en blouse blanche, Le Beau partage son enthousiasme. Brusquement la patiente l'interrompt : « A-t-on bien fait la vaisselle ? »

Le 14 décembre, soit 48 heures après l'intervention, les médecins constatent que la malade sombre par moments dans une somnolence qui alterne avec une importante confusion où elle se croit chez elle accaparée par ses tâches ménagères. Le psychiatre prescrit un barbiturique, du Gardénal, pour la calmer.

Les jours qui suivent son éveil, sa lucidité et des troubles sphinctériens fluctuent. Fin décembre, c'est l'embellie. « Son état général est excellent [...] elle n'a plus d'idées obsédantes et lorsqu'on se risque à lui en parler on constate qu'elle en a gardé un souvenir précis mais confirme leur disparition », note l'un des internes. Les infirmières attestent que Mme C. s'intéresse aux visites qu'elle reçoit et se montre attentive à son entourage. Elle demande à rentrer chez elle.

Las. Un mois après la chirurgie, alors que sa sortie approche, la malade contracte une grippe saisonnière qui se répand dans la salle d'hôpital. L'épisode infectieux paraît compromettre le succès opératoire acquis. « Ce que l'on sait des conditions du syndrome morbide chez cette malade fait redoubler d'attention et traiter activement cet épisode, en augmentant, de plus, les doses de barbituriques », écrit Le Beau. Au trente-septième jour, la malade retourne à son domicile, très fatiguée mais débarrassée de ses obsessions mortifères.

Au troisième mois, Le Beau ne cache pas sa satisfaction. « Le résultat acquis s'est complété par l'atténuation de l'asthénie. La malade a repris une activité complètement normale de ménagère. Son humeur est maintenant enjouée, sa mimique heureuse. Son mari et elle affirment le succès de l'opération[25] », griffonne-t-il sur la feuille de consultation.

Au fil des interventions, Le Beau à Paris et Sir Hugh Cairn à Oxford remarquent que, contrairement aux autres gestes en vigueur dans les années 1950, la cingulectomie n'induit que peu d'effets sur la personnalité et la cognition. Par empirisme, le geste est bientôt réservé aux extravertis et les meilleurs résultats sont obtenus chez les malades souffrant d'une importante « tension émotionnelle ». Les pathologies concernées sont celles où la charge anxieuse tient une part prépondérante, comme les troubles obsessionnels mais également la dépression. Un autre type de pathologie, non psychiatrique cette fois, semble bien soulagée par la cingulectomie : les douleurs rebelles à toutes médications. En revanche, les indications pour schizophrénie seront rapidement abandonnées.

Dix ans plus tard, à Boston, l'équipe du Massachusetts General Hospital optimisera les résultats en effectuant cette intervention, non plus à ciel ouvert, mais avec la méthode de stéréotaxie précédemment décrite*. Plutôt que d'enlever une partie du cingulum par aspiration, l'équipe de Harvard a l'idée de la détruire grâce à une aiguille d'électrocoagulation[26]. La destruction remplace l'aspiration : la cingul*ectomie* devient donc une cingul*otomie*.

La cingulotomie est le seul geste de psychochirurgie lésionnelle toujours en vigueur, aux États-Unis. Son efficacité et sa relative innocuité dans certaines formes de dépressions, de TOC ou de douleurs résistantes à toutes thérapeutiques sont maintenant établies. Le développement actuel de ce geste dans d'autres pays mais surtout dans d'autres indications comme les addictions ou l'agressivité interroge en revanche nos conceptions éthiques, nous y reviendrons.

---

* Voir p. 94 et suivantes.

4.

Guérir pour normaliser

Dès 1881, et probablement bien avant sans que l'on en ait la preuve, les interventions de « psycho-chirurgie » se sont donné pour objectif de calmer les patients agités, autrement dit les plus difficiles à gérer en institution*. Chez ces malades turbulents, la leucotomie préfrontale a donné des résultats immédiats et souvent appréciés des soignants.

Le continuum entre agitation, impulsivité, agressivité et violence oblige toutefois à s'interroger sur la frontière entre la maladie et la délinquance, entre ce qui relève de la médecine ou de la justice… Une interrogation que l'on retrouve aussi au sujet de la toxicomanie et des déviances sexuelles, et qui s'est posée au sujet de la perversité.

Dans ces indications controversées, qui posent bien évidemment la question du normal et du pathologique, l'existence d'une pathologie sous-jacente

---

* Voir p. 77.

comme, par exemple une épilepsie, une déficience intellectuelle ou une encéphalopathie facilitera la décision médicale. C'est précisément le cas du petit Robert L. qui, à l'âge de six ans, souffre de ces trois affections. Il « a toujours été coléreux, agressif (frappe, griffe, mord, distribue des coups de pied, s'attaque aux passants dans la rue). Se masturbe. Ne joue pas, détruit ce qui tombe sous la main, agitation permanente », note un interne des Hôpitaux psychiatriques de Strasbourg. Ce « bel enfant à longues boucles blondes, aux traits réguliers sans signe de dégénérescence » est opéré quelques jours après son admission, le 10 mai 1950, d'une topectomie bilatérale préfrontale*. Les médecins rapportent que « pendant cinq à six jours il est calme, affectueux et ordonné ». Cette amélioration n'est malheureusement que passagère et « bientôt le petit malade redevient aussi agité, agressif et turbulent qu'avant l'opération[1] ». Le psychiatre, confiant en la technique, conclut que ce geste gagnerait sans doute à être complété d'une cingulectomie** comme d'ailleurs « le recommande Le Beau en cas d'échec[2] ».

La violence

La lobotomie frontale puis la cingulectomie seront proposées jusqu'au début des années 1960 dans le traitement « des réactions à base d'agressivité

---

* Voir p. 112.
** Voir p. 116.

et d'impulsivité dangereuse, susceptibles d'entraîner des actes antisociaux[3] ». La littérature scientifique conserve, néanmoins, peu de traces de ces interventions. Marcel David, le neurochirurgien parisien de l'hôpital Sainte-Anne qui forma le célèbre Talairach*, ne cache pas son scepticisme en 1961 : « Les résultats favorables sont rares. L'existence de dispositions héréditaires ou familiales est un facteur en général défavorable à la psychochirurgie. On peut craindre de créer un affaiblissement intellectuel qui, en diminuant les facultés de contrôle mental du malade, fait perdre ce qui aurait pu être gagné sur l'hyperaffectivité. Dans ces conditions, la psychochirurgie semble devoir être réservée à quelques malades chez lesquels on peut découvrir une anxiété marquée, contribuant à la libération antisociale des tendances affectives. » Pour Marcel David, la psychochirurgie est à déconseiller même si, admet-il, « quelques bons résultats chez des pervers délinquants récidivistes avec anxiété, état d'instabilité permanent » sont rapportés.

Ce bilan plus que mitigé et le risque de dégradation intellectuelle lié à l'intervention ne dissuaderont pas, en 2012, une équipe mexicaine de publier une étude reprenant cette cible anatomique chez 23 malades âgés de quinze à cinquante-huit ans souffrant d'une pathologie « neuro-agressive »**... De quoi s'inquiéter quant au fonctionnement des comités d'éthique dans ce pays.

---

* Voir p. 103.
** Voir p. 241.

Dans les années 1970, face à ces résultats décevants dans le traitement de l'agressivité, d'autres régions anatomiques vont être explorées : l'amygdale et l'hypothalamus*.

L'amygdale : ce refuge de nos peurs archaïques

De la forme et de la taille d'une amande – d'où elle tire son nom – l'amygdale est enfouie dans les profondeurs du lobe temporal. Cette région est bien connue des neurologues car les malades qui souffrent d'une épilepsie provenant de cette « amande » ont, lors des crises, des comportements pouvant être d'une grande violence.

À la fin des années 1930, à l'université de Chicago, le psychologue Heinrich Klüver et le neurochirurgien Paul Bucy détruisent les lobes temporaux de 16 singes afin d'étudier la fonction de ce lobe. Ces macaques développent un syndrome caractéristique où se mêlent une difficulté à reconnaître les objets – une « cécité psychique » en termes neurologiques –, une disparition de la peur et de la colère, un irrépressible besoin d'explorer les objets avec la bouche et une hypersexualité associant auto, homo et hétérosexualité[4]. Les chercheurs de Chicago ne tardent pas à démontrer qu'une ablation sélective de l'amygdale s'accompagne seulement d'une perte de la peur et des états colériques. Inversement, une stimulation électrique de l'amygdale par la technique de Penfield** provoque des sentiments de peur et d'anxiété intenses. Cette petite amande apparaît

---

* Voir p. 104, figure 4.
** Voir p. 100.

donc comme une structure de notre cerveau reptilien jouant un rôle crucial dans notre instinct de préservation. Devant un péril imminent, un prédateur par exemple, elle nous dicte soit la peur qui provoque la fuite, soit l'agressivité qui prépare au combat. Ce *flight or fight* – joliment nommé par les Anglo-Saxons – fait de l'amygdale un relais primordial de notre angoisse et de notre agressivité.

En 1966, un neurochirurgien de Bangkok, Hatai Chitanondh, entreprend d'opérer des malades souffrant d'épilepsie se manifestant par des symptômes de peur – ayant donc pour origine l'amygdale – et d'hallucinations olfactives. Dans ce dernier cas, les individus ont le sentiment de percevoir brutalement une odeur inhabituelle et souvent désagréable. Ces manifestations épileptiques proviennent d'un petit noyau juste à côté de l'amygdale que l'on nomme « uncus » en raison de sa forme en crochet à la surface du lobe frontal. Grâce à la stéréotaxie, le chirurgien thaïlandais descend une aiguille au contact de l'amygdale et de cet uncus, puis, là, injecte, de chaque côté, une curieuse mixture composée d'iode… d'huile d'olive et de cire d'abeille. 85 malades seront soulagés à 100 % de leurs violentes colères et hallucinations olfactives. Et, précise Chitanondh, avec 0 % de complications[5] ! Le neurochirurgien thaïlandais s'est inspiré du Japonais Narabayashi qui, trois ans auparavant, avait décrit cette technique et la même « recette », chez une soixantaine de malades[6] avec « seulement » 85 % de guérison. En 1972, à Cambridge, lors de la troisième Réunion internationale de psychochirurgie – depuis la Conférence fondatrice de Lisbonne en 1948* – le chirurgien japonais présente sa série qui s'élève alors à 127 individus, dont une majorité de jeunes enfants, pour la plupart épileptiques. Les résultats apparaissent toujours aussi satisfaisants[7] mais commencent à être sévèrement critiqués lorsqu'il décide de s'attaquer à des bambins hyperactifs. Pour cela, raconte le journaliste Alain Jaubert, dans la revue *Autrement*[8], Narabayashi a cherché à déterminer le plus scientifiquement possible l'évolution pré et post-opératoire de ces enfants. Deux collaborateurs ont construit une « petite chambre d'expérience » de 3,3 sur 4,5 mètres dont le sol était divisé en 20 secteurs égaux contenant soit une poupée, soit une dînette, soit une mitraillette… Les médecins pouvaient observer les enfants derrière une vitre sans teint. Après avoir enregistré leurs déplacements, ils reportaient les données sur des graphiques afin d'évaluer mathématiquement la réduction de l'hyperactivité après amygdalotomie, comme on l'a nommée[9]. Jaubert titrera qu'au Japon « on veut des enfants sages, dociles, disciplinés ». Tout un programme.

Après le continent asiatique, c'est au tour des États-Unis et du Danemark de pratiquer l'amygdalotomie. À Copenhague, le neurochirurgien Kjeld Vaernet[10], par ce nouveau geste, tente d'atténuer les symptômes agressifs ou les comportements antisociaux d'une douzaine de femmes schizophrènes pour la majorité déjà opérées par lobotomie ou cingulectomie**.

---

* Voir p. 56.
** Voir p. 116.

Plutôt que l'injection d'huile d'olive et de cire d'abeille au niveau de l'amygdale, l'électrocoagulation* sera très vite privilégiée. Cette méthode, qui permet une destruction très focalisée – grâce à la chaleur produite par une résistance située à l'extrémité de l'aiguille – possède, nous l'avons vu, deux autres avantages : elle autorise enregistrement et stimulation de l'activité cérébrale. Avec ce matériel et cette cible, un neurochirurgien de Harvard, Vernon Mark, assisté d'un psychiatre, Frank Ervin, va observer de singuliers phénomènes qui ne tarderont pas à déclencher une immense polémique aux États-Unis.

« *La femme Terminale* »

Julia, une « attractive et angélique blonde faisant largement moins que ses vingt et un ans », selon la description des deux médecins, leur a été adressée en raison d'accès de rage extrêmement violente dans le cadre d'une épilepsie temporale[11]. À ces explosions de fureur succèdent d'intenses remords. Cette maladie, évoluant depuis l'âge de dix ans, ferait suite à une encéphalopathie de la petite enfance. En consultant son dossier, les médecins de Harvard apprennent que Julia, lors d'un accès de panique, a poignardé une femme dans un cinéma. Lors de l'hospitalisation qui s'en est suivie, la jeune femme a sauvagement agressé une infirmière à la poitrine avec une paire de ciseaux. De multiples traitements – y compris des électrochocs – ont été pratiqués. En vain.

---

* Voir p. 99.

L'encéphalogramme montre que Julia est en proie à une épilepsie affectant les lobes temporaux. Les enregistrements réalisés à partir d'électrodes implantées par le neurochirurgien confirment que les foyers épileptiques se situent effectivement dans chacune des amygdales. Les chercheurs s'étonnent que la stimulation électrique des amygdales reproduise les crises de fureur de la jeune femme. Il est décidé de tenter de guérir Julia en neutralisant le foyer épileptique le plus actif : l'amygdale gauche. En quelques minutes et par électrocoagulation, Mark effectue l'amygdalotomie en portant l'extrémité de l'aiguille à 80 °C. Les résultats sont décevants : non seulement la symptomatologie ne régresse pas, mais Julia a maintenant des mouvements incontrôlés de son bras gauche. Un neurophysiologiste de Yale, à la réputation sulfureuse, est appelé à la rescousse : José Delgado. Ce spécialiste, de renommée mondiale et ancien élève de Fulton*, est connu du grand public depuis une étrange corrida… Dans les arènes de Cordoue, trois ans auparavant, Delgado a défrayé la chronique en parvenant à stopper, à distance, la charge d'un taureau par des électrodes intracérébrales.

Flashcode 7 - Delgado manipulant un taureau
par stimulation cérébrale

---

* Voir p. 23.

Le *New York Times*, en une, qualifiera la démonstration du neurophysiologiste espagnol comme « la plus spectaculaire jamais réalisée de modification délibérée du comportement animal grâce au contrôle du cerveau de l'extérieur[12] ». Un précurseur des interfaces cerveau-machine, en quelque sorte.

Delgado propose à Mark et Ervin d'implanter à Julia un « stimocepteur »*. Ce mot valise formé à partir de stimulateur et de récepteur est le nom donné à sa dernière invention : un petit boîtier capable d'enregistrer l'activité cérébrale mais aussi de délivrer, au besoin, des stimulations électriques. La jeune femme est placée dans une cellule capitonnée avec des vitres permettant à l'équipe de la surveiller en permanence. Les scientifiques remarquent que ses fulgurants accès de violence sont corrélés à des décharges de son amygdale droite. Lors de l'une d'elles, alors que Julia, sereine, joue de la guitare, « elle projettera instantanément l'instrument contre le mur qui frôlera la tête de son psychiatre ». Après quelques jours d'observation et devant ce qu'ils nomment des épisodes « d'agression pathologique », les trois médecins décident de détruire l'amygdale restante. L'année suivante, Julia présente un seul et modéré épisode de rage puis, plus aucun la seconde.

---

* Voir p. 131. À cette époque, les ressources électroniques sont incomparablement moins puissantes que celles dont nous disposons : l'actuel smartphone dispose d'une puissance 18 millions de fois supérieure à celle de l'ordinateur ayant permis le succès de la mission Apollo V.

Un livre à scandale : **Violence and the brain**

Suite à cette observation et à d'autres, Mark et Ervin concluent qu'il existe une région cérébrale responsable de la violence. Pour les deux éminents médecins de Harvard, les comportements violents sont, avant tout, la conséquence d'un dérèglement de l'inhibition de cette structure. Dans leur livre *Violence and the brain* qui déclenchera une immense polémique aux États-Unis, le neurochirurgien et le psychiatre affirment : « L'éducation, bien sûr, modifie le comportement humain, mais le mécanisme qui permet le contrôle de la violence est présent chez chaque être humain ayant un cerveau normal[13]. » Les individus violents seraient, avant tout, victimes de ce « syndrome de dyscontrôle ».

Au début des années 1970, alors que les statistiques annuelles du FBI recensent 14 000 meurtres, 31 000 viols et 288 000 agressions violentes, l'ouvrage des deux compères connaît le succès. En préambule du chapitre intitulé « Chirurgie de la violence » figure un aphorisme d'Hippocrate : « Les remèdes extrêmes sont recommandés aux maux extrêmes. » La voix des partisans de ces « remèdes extrêmes » porte de plus en plus et des programmes de traitement voient le jour. En 1972, le *Washington Post* relate en une que des interventions de psychochirurgie ont été réalisées dans une prison californienne, à Vacaville, sur trois délinquants récidivistes[14].

Un étudiant en médecine, Michael Crichton, a suivi de près les travaux de ses deux professeurs Mark et Ervin et va s'en inspirer pour son roman *L'Homme terminal* : le 9 mars 1971, Harry Benson entre au Los Angeles Hospital pour une intervention neurochirurgicale qui doit le guérir des soudaines crises de violence qui s'emparent régulièrement de lui. Cette chirurgie, menée par un chirurgien empressé et carriériste, consiste à lui greffer une électrode reliée à un stimocepteur programmé pour prévenir les crises. Les décharges électriques vont se succéder à un rythme tellement rapide que l'on ne saura plus qui de l'ordinateur ou de l'homme est déréglé. Sous l'influence du stimocepteur, Benson va se transformer en monstre sanguinaire…

Avec *L'Homme terminal,* paru en 1972, Michael Crichton, l'écrivain de *Jurassic Park,* signe un roman où l'on peine – surtout à sa lecture quarante années plus tard – à démêler les avancées de la science de la fiction.

L'introduction de l'auteur, décédé en 2008, conserve en revanche une redoutable fraîcheur. Nous aurions pu d'ailleurs, pour l'ouvrage que vous tenez entre vos mains, la faire nôtre : « Les lecteurs que ce livre effraiera ou scandalisera auraient tort de s'imaginer que c'est un sujet absolument nouveau. Depuis presque cent ans ne cessent de progresser l'étude physiologique du cerveau et des techniques neurochirurgicales qui permettent de modifier le comportement. Depuis des dizaines d'années, il est loisible à chacun de se tenir au courant de ces questions, de les discuter, de les approuver ou de les désapprouver. La publicité n'a pas fait défaut. Les recherches neurobiologiques paraissent régulièrement et sous une forme spectaculaire dans les suppléments du dimanche. Mais le public ne les prend pas au sérieux ; il a entendu tant de conjonctures inquiétantes et tant de propos futiles au cours de ces dernières années qu'il considère aujourd'hui le "contrôle des mécanismes du cerveau" comme un problème qui appartient à un avenir lointain et dont la solution, si elle vient jamais, n'intéressera que les générations futures. » D'une étonnante clairvoyance sur les dérives potentielles de cette technomédecine, Michael Crichton rapporte la mise en garde d'un chercheur de l'université du Michigan à ses étudiants : « Voyez-vous, nous pouvons contrôler les mécanismes du cerveau ; mais qui va décider de ce que nous devons faire ? Si vous ne vous hâtez pas de me donner votre avis sur la manière dont je dois procéder, je prendrais une résolution sans vous. Et ensuite il sera trop tard. »

Le triangle de Sano, triangle de la violence ?

Revenons, à la même époque, sur le continent asiatique, loin du débat où s'affrontent adversaires et tenants de cette « société psychocontrôlée » comme l'écrira Delgado dans son ouvrage à succès *Le Conditionnement du cerveau et la liberté de l'esprit*, paru en 1972.

En 1968, le neurochirurgien Sadao Hirose dresse, dans la confidentielle revue nippone *Acta Crimonologica Japonica*, le bilan d'interventions – principalement des lobotomies préfrontales – réalisées chez une soixantaine de délinquants, dont 16 mineurs. Assassins, fraudeurs, voleurs, incendiaires, maîtres chanteurs et criminels de guerre, ces « délinquants mentalement anormaux » lui ont été remis par les autorités judiciaires, Hirose se montre satisfait « de la remarquable amélioration observée chez les délinquants violents » après l'intervention. Mais « certains traits de personnalité comme la paresse, l'irresponsabilité, leur toxicomanie, leur tendance criminelle au vol et leur insensibilité, leur incapacité à se sentir coupable ou à tirer une leçon de leur punition, n'ont pas été supprimés par l'opération[15] », tempère-t-il.

À Tokyo, chez les patients violents, Keiji Sano – premier titulaire de la chaire de neurochirurgie du Japon – propose une autre cible : l'hypothalamus.

> **Une glande au cœur du cerveau : l'hypothalamus**
>
> L'hypothalamus, cette petite région triangulaire de 4 cm^3 située à la base de notre encéphale, appartient à notre cerveau « reptilien », qui gère nos pulsions élémentaires : la faim, la soif et le sexe. Elle assure également notre adaptation au milieu ambiant (fonction dite d'homéostasie) en régulant, par exemple, notre température corporelle ou notre sommeil. Ce centre est sous la dépendance du « système nerveux autonome » – autrement dit indépendant de notre volonté. L'hypothalamus est par ailleurs une glande endocrine : il sécrète de nombreuses hormones, qui régulent l'activité de l'hypophyse, une petite glande située juste en dessous. C'est à ce niveau que sont produites, par exemple, l'ocytocine – impliquée dans les contractions utérines au moment de l'accouchement mais aussi dans l'attachement à autrui –, et la gonadolibérine, qui contrôle la sécrétion des hormones sexuelles FSH et LH… L'hypothalamus sécrète aussi de la dopamine, une neurohormone qui intervient dans le contrôle des mouvements – une destruction des neurones à dopamine entraîne une maladie de Parkinson. La dopamine rentre aussi en jeu dans les mécanismes de désir, de plaisir et de récompense.

Ce qui intéresse le chirurgien japonais, c'est le rôle de véritable « transducteur émotionnel » de l'hypothalamus qui convertit les informations reçues, notamment, de l'amygdale et du cortex préfrontal en des manifestations végétatives : accélération du rythme cardiaque, modifications respiratoires et endocriniennes.

À cette période, les théories de Walter Hess – corécipiendaire du prix Nobel avec Moniz en 1949* – séparent l'hypothalamus en deux zones : l'une antérieure, active lors de nos activités de repos et d'alimentation ; et l'autre, postérieure, en forme de triangle, dite ergotropique, qui contrôlerait nos réactions physiologiques lors de nos activités à haut niveau de vigilance. Selon le chirurgien de Tokyo, c'est l'hyperfonctionnement de ce « triangle ergotropique » qui serait à l'origine de nos accès de colère et d'agressivité.

En décembre 1970, dans le *Journal of Neurosurgery*16, Sano explique que la destruction de cette partie triangulaire de l'hypothalamus permet de traiter les accès de violence et qualifie cette hypothalamotomie de « neurochirurgie sédative ». En raison du rôle fondamental de l'hypothalamus dans notre survie et notre adaptation au milieu, sa destruction – contrairement à celle de l'amygdale – ne peut être que partielle et extrêmement bien ciblée. L'équipe japonaise a donc, bien sûr, recours à la stéréotaxie et réalise ses interventions chez des patients éveillés avec, à chaque fois, une stimulation préalable à la destruction. Lors de cette stimulation électrique – entre 10 et 20 volts pendant 1 milli-seconde – Sano s'assure

____

* Voir p. 58.

que le patient répond par des signes d'hypervigilance : dilatation des pupilles, accélération du pouls et augmentation de la pression artérielle. Une fois ces modifications observées, le neurochirurgien japonais considère qu'il détient la certitude que son aiguille se situe bien dans le fameux « triangle ». Il en déclenche alors la destruction : l'extrémité de l'aiguille est portée à 70 °C grâce à la technique d'élecrocoagulation.

L'étude publiée porte sur 51 sujets – dont 22 enfants ou adolescents – souffrant d'un comportement agressif et pathologique impliquant « une surveillance constante de leur famille voire de la police ». Après deux ans de suivi, Sano constate que 95 % des « patients sont devenus remarquablement calmes, passifs et accessibles au traitement, ils présentent une baisse de la spontanéité. Ces modifications sont permanentes avec, néanmoins, un certain retour de la spontanéité au bout d'un mois ». Devenu président de la Société mondiale de neurochirurgie, Sano sera séquestré, en 1973, par « un groupe d'étudiants alternatifs et agressifs opposé à lui en raison de son engagement dans la psychochirurgie moderne [qui] occupera son bureau pendant de nombreuses années[17] », lit-on chez un de ses biographes.

Cette chirurgie du « Triangle de Sano », comme on le nomme dorénavant, reste d'actualité chez les patients présentant un comportement agressif rebelle aux médicaments. La dernière intervention réalisée en France, dans cette indication controversée, remonte à 2014.

Nous le verrons dans le chapitre consacré aux techniques de chirurgie lésionnelle* c'est probablement

---

* Voir p. 237.

en Inde, par l'équipe de Madras, que durant vingt ans – et cela jusqu'à la fin des années 1980 – cette intervention au niveau de l'hypothalamus a été la plus couramment pratiquée. Si l'on ajoute à cela les gestes réalisés sur une autre région impliquée dans les comportements violents, l'amygdale, près de 1 800 personnes ont ainsi été traitées dont plus de 600 enfants jugés agressifs ou souffrant de ce que l'on nomme aujourd'hui l'hyperactivité. Selon le chirurgien B. Ramamurthi, auteur d'une partie de ces interventions, les résultats étaient bons voire modérés dans plus de trois quarts des cas. Pour lui, le résultat est bon lorsque l'enfant est devenu "calme et tranquille en dépit des provocations" ou lorsque la famille du patient se montre satisfaite de l'intervention : "la valeur incommensurable pour la famille est indiquée par la réponse des parents et des proches dont la qualité de vie s'est subitement améliorée, et ainsi que par l'augmentation de demandes pour de telles opérations"[18] ». Ce récit alarmant permet de mieux appréhender deux problèmes éthiques souvent rencontrés par la psycho-chirurgie : le problème du consentement – ici celui d'un mineur – et la question du conflit d'intérêts. Car lorsqu'on lit Ramamurthi, ce n'est pas à l'aune du soulagement du jeune patient que l'on juge de l'efficacité de la technique mais bien selon la satisfaction de l'entourage…

À cette époque, Madras est le centre indien le plus avancé en matière de stéréotaxie, cela en raison d'un curieux hasard.

Quelques années auparavant, en 1960, Ramamurthi, à son grand étonnement, est convié à un dîner par le gouverneur général de son État, l'Hyderabad. Le gouverneur souffre de la maladie de Parkinson et a déjà été opéré à Londres. L'intervention pratiquée au niveau de son pallidum gauche l'a remarquablement bien soulagé de son tremblement du côté droit. Lors du dîner, le gouverneur interroge son hôte afin de savoir si celui-ci pourrait l'opérer de l'autre côté. Le neurochirurgien répond qu'il pense avoir l'expertise pour un tel geste mais que, malheureusement, il ne dispose pas du matériel nécessaire. Qu'à cela ne tienne. À 23 heures, le gouverneur téléphone au Premier ministre indien Nehru et, quelques semaines plus tard, l'équipe britannique ayant opéré le gouverneur arrive au grand complet avec son matériel. Elle réalise quelques opérations – dont celle du pallidum gauche du gouverneur – et repart en laissant tout son équipement de stéréotaxie[19].

Les chirurgiens de Madras – devenus les pionniers indiens de cette technique de repérage des zones cérébrales – vont, après s'être penchés sur les pathologies violentes, s'intéresser à un autre problème : la toxicomanie.

Les drogues

Les implications sociales de la toxicomanie – notamment à l'opium – étant encore plus importantes que celles de la « violence pathologique », l'indication d'une intervention chirurgicale apparaît très controversée. Cela explique qu'aucune équipe ne s'y soit encore véritablement attaquée.

L'équipe indienne va choisir une intervention que nous avons déjà abordée : la cingulotomie*. La justification de ce geste suit un raisonnement pour le moins singulier : la cingulotomie soulage les malades atteints de douleurs chroniques irréductibles. Une fois apaisés de leur souffrance, ils diminuent drastiquement leur consommation auparavant considérable de morphine. Cette intervention devrait donc permettre un sevrage en morphine...

Plutôt que l'électrocoagulation, les neurochirurgiens de Madras choisissent l'étrange recette de Narabayashi** – consistant en l'injection de cire d'abeille, iode et huile d'olive – pour réaliser leur cingulotomie. Fin 1973, le collègue de Ramamurthi se réjouit : sur 28 malades dépendants à la morphine suivis durant au moins six mois, 22 sont sevrés[20]. Malgré la proclamation de ses excellents résultats, la technique, dans cette indication ne fera pas véritablement école. Mais elle va réapparaître près de trois décennies plus tard, au début des années 2000, en Russie.

En 2003, une controverse éclate à Saint-Pétersbourg suite à la plainte d'un étudiant, Alexander L[21]. Ce jeune homme, scolarisé dans un collège militaire, est accro à l'héroïne depuis 1997. Sa famille a pu réunir la somme rondelette nécessaire à « l'intervention » dont l'Institut pour le cerveau humain fait depuis un an la discrète promotion***. Plutôt que

---

* Voir p. 120.

** Voir p. 126.

*** Trois ans avant que la polémique n'éclate, le 23 mars 2003, Eric Chol, grand reporter à *L'Express*, avait alerté l'opinion dans un article intitulé « Les barbares du bistouri ». On y apprenait qu'« à raison de

l'électrocoagulation ou la mixture de Narabayashi, le neurochirurgien, Svyatoslav Medvedev, recourt au « cryoprobe ». Une aiguille, guidée par stéréotaxie, dont la température à l'extrémité descend à – 78 °C.

Après un repérage par IRM, l'intervention se déroule sous une simple anesthésie locale pour juger des réactions du jeune homme. La température du cryoprobe est, dans un premier temps, descendue à – 10 °C car, à cette valeur, les effets seraient réversibles... L'étudiant tolérant bien cette première phase, les chirurgiens passent à la seconde : la « cryo-cingulotomie ». Elle s'effectue à – 78 °C d'un côté puis de l'autre. Une dizaine de jours plus tard, Alexander quitte l'Institut de Saint-Pétersbourg pour rejoindre un programme de « réhabilitation ». Mais après quelques semaines de sevrage, d'effroyables maux de tête révèlent une infection cérébrale. L'étudiant est alors pris en charge à Moscou, où, une fois l'abcès traité, il débutera une cure plus « traditionnelle » de désintoxication.

Le 5 août 2002, après un procès de plus d'un an, le procureur de Saint-Pétersbourg exige que l'Institut pour le cerveau humain dédommage le jeune homme et ordonne l'arrêt immédiat du programme chirurgical. Dans son délibéré, le Tribunal russe déclare que ces interventions ont été motivées par l'appât du gain et n'ont pas reçu d'autorisation du ministère de la Santé. On apprend dans ce jugement que 335 toxicomanes entre dix-sept et trente-cinq ans ont été « traités » selon ce protocole depuis 1998.

---

28 000 francs par patient (50 000 pour les étrangers), [l'intervention] est devenue une affaire très lucrative pour les apprentis sorciers ».

Dans le journal scientifique *The Lancet Neurology*, l'académicien russe Boleslav Lichterman s'insurge qu'aucune étude expérimentale n'ait été préalablement conduite[22]. Pour se défendre, le neurochirurgien de l'Institut pour le cerveau humain met en avant ses résultats : 30 % de sevrages immédiats et définitifs, et 30 % de réussites après seulement une ou deux rechutes. Des chiffres auxquels la Russie de Vladimir Poutine, confrontée à ce fléau, ne peut être indifférente. L'académicien rétorque que ces données n'ont pas été contrôlées par des pairs et qu'aucun comité d'éthique n'a été consulté. Afin de justifier le choix de sa stratégie chirurgicale, Medvedev compare le phénomène de l'addiction à celui de la compulsion rencontrée dans les troubles obsessionnels compulsifs et pour lesquels la cingulotomie est aujourd'hui un traitement reconnu, notamment aux États-Unis.

Lorsque l'équipe de Saint-Pétersbourg se décidera à publier ses résultats (dans une revue confidentielle[23]), les auteurs se garderont de faire référence aux sulfureux travaux indiens pour se comparer plus volontiers aux études américaines faites sur les TOC.... L'Institut fera appel de la décision car « jusqu'à présent, nous n'avons eu aucune plainte au sujet de l'opération, plaide son directeur, Sergei Pokohmov, qui, serein, ajoute, comme pour toute procédure médicale, nous ne garantissons pas 100 % de réussite ».

Aujourd'hui, la psychochirurgie n'est – à notre connaissance – plus pratiquée en Inde ni en Russie pour traiter les addictions. Ce n'est pas le cas d'un troisième membre de ces BRIC* : la Chine**.

Les « pervers instinctifs »

Au début des années 1950, les conduites addictives sont davantage considérées comme un symptôme qu'une maladie en soi. Les opiomanes ne sont pas opérés – à moins qu'ils ne le soient devenus en raison de douleurs irréductibles – et les alcooliques le sont uniquement lorsqu'ils sont, par ailleurs, considérés comme pervers, c'est-à-dire enclins à des conduites anti-sociales.

En 1956, dans son ouvrage, le célèbre neurochirurgien lyonnais, Pierre Wertheimer, confesse : « Je dois dire que je n'ai opéré ni pervers, ni délinquants ; je n'ai fait qu'une exception à l'égard d'un médecin qui était délinquant et aussi toxicomane avant l'intervention ; il est demeuré l'un et l'autre. De même, j'ai maintenu systématiquement en dehors de la chirurgie les débiles mentaux et fait de celle-ci un usage exceptionnel chez les caractériels. Je dois peut-être à cette prudence de ne pas avoir chargé ma conscience professionnelle des méfaits dont elle aurait pu être, selon certains, menacée[24]. »

Les contemporains de Wertheimer ne partagent pas tous ses réserves à l'égard des « pervers instinctifs »,

---

* Groupe de quatre grands pays émergents : Brésil, Russie, Inde et Chine.

** Voir p. 244.

qui correspondent, dans les classifications actuelles des maladies psychiatriques, à des individus avec des « troubles des conduites ». Certains praticiens comme Le Beau – celui-là même qui a développé la cingulectomie pour soulager des états d'agitation* – renonceront à cette indication, non par prudence mais en raison des échecs rencontrés. Ils verront dans la perversité « une contre-indication à toute tentative de psychochirurgie, du moins portant sur les lobes frontaux. D'une manière générale, il s'agit de sujets mythomanes, paresseux, souvent méchants, mais pas nécessairement violents ». Le chirurgien de Lariboisière conseillerait plutôt l'amygdalotomie** sans toutefois la pratiquer.

À l'hôpital Sainte-Anne à Paris, l'équipe réunie autour de Marcel David traite avec succès, semble-t-il, certains individus pervers comme en témoigne l'observation édifiante de M. André G., avant et après lobotomie, publiée dans les *Annales médico-psychologiques* en 1953[25].

« Il monte comme par mégarde sur les pieds [de sa femme], lui tord en passant le mamelon, lui urine au visage qu'il lui enduit parfois, ainsi que sur sa belle-sœur, de ses propres excréments, la contraint de préparer l'uniforme de décoration qu'il porte illégalement et dont il use pour faire quelques nouvelles conquêtes. Du titre de comte dont il se pare, il éblouit une jeune femme qui meurt bientôt à la suite de manœuvres abortives. Se disant divorcé,

---

* Voir p. 111.
** Voir p. 126.

il induit une femme de cinquante-trois ans à quitter son travail et lui promet le mariage. Chez nous il simule un jour des préparatifs de pendaison [...]. Bientôt il pleurniche, et convient de ce qu'il appelle des taquineries conjugales. » Les diagnostics de « perversion instinctive, d'amoralité foncière et de malignité universelle » sont avancés – des termes qui n'ont plus guère cours dans les nomenclatures psychiatriques actuelles. Aujourd'hui, on parlerait plus volontiers de « trouble paraphilique associé à un trouble disruptif du contrôle des impulsions et des conduites ».

Les psychiatres notent aussi qu'André G. est doté d'une intelligence normale, qu'il détient le certificat d'études, et qu'il a travaillé jusqu'à la Libération « à laquelle il n'a pris aucune part » soulignent les praticiens.

Après qu'un geste chirurgical a été sollicité « par le patient et sa famille », une section sous-corticale bilatérale est effectuée le 23 février 1949 par un assistant du Dr Marcel David.

Les suites opératoires attestent d'un résultat, pour le moins, satisfaisant : « André est régulièrement suivi. Chaque fois il exprime sa reconnaissance et témoigne du changement intervenu. Il est attentif, d'esprit vif, de bonne humeur, ne souffre de rien d'autre que du surmenage professionnel. Il mange et dort bien. Son comportement sexuel est normal. L'enquête sociale confirme tous ses dires [...] le jugement qu'il porte sur soi, sur son passé, nos examens renouvelés, ainsi que l'enquête menée par notre assistante sociale, attestent l'heureux épanouissement d'une conscience morale. »

Pour le Dr David, cette population de pervers présente également un « intérêt exceptionnel » et « quasi expérimental », s'agissant d'individus avec une intelligence normale[26]. En les comparant avec des patients schizophrènes, l'équipe de l'hôpital Sainte-Anne espèrait obtenir « quelques renseignements sur les mécanismes de la psychochirurgie et même, et c'est là une hypothèse bien ambitieuse, sur le rôle joué par le lobe frontal dans les mécanismes intellectuels ». Une étude qui visait également à répondre à « certains auteurs [qui] parlent de détérioration plus ou moins marquée et plus ou moins durable de l'intelligence », rappelons qu'en ce début des années 1950 les critiques vis-à-vis de la lobotomie se font jour*.

De ses résultats psychométriques, l'équipe parisienne conclura que la « psychochirurgie n'affecte pas les facultés d'apprentissage » et que les scores aux tests psychotechniques demeurent superposables avant et après intervention. Des conclusions contradictoires avec les papiers de l'époque** et qui interrogent sur la pertinence des échelles neuropsychologiques utilisées.

L'homosexualité

Le 16 novembre 1971, le rédacteur en chef de la revue britannique *Journal of Behavioral Therapy &*

---

* Voir p. 151.
** Voir p. 155.

Experimental Psychiatry reçut l'un des articles scientifiques les plus surprenants et probablement les plus scandaleux de ces cinquante dernières années. Comme l'exige la procédure éditoriale scientifique, ce papier fut relu par des pairs qui, curieusement, ne s'opposèrent pas à la publication. Pourtant le psychiatre américain Peter Breggin n'hésita pas à qualifier l'expérimentation relatée dans l'article de « crime contre l'humanité[27] ». « Il n'y a pas de doute que, dans cette étude, tous les principes de base de l'éthique ont été ignorés. La responsabilité éthique des éditeurs qui ont accepté de publier ce type de publication devrait également être discutée[28] », jugea de son côté le neurochirurgien finlandais Laitinen, quelques années plus tard.

À l'origine de ces critiques virulentes, le Dr Robert Heath, chef de service de neurologie et de psychiatrie de l'université de Tulane à La Nouvelle-Orléans, et son expérimentation sur le patient « B-19 »[29].

B-19 est le nom de code donné à un jeune homme de vingt-quatre ans interné en raison de dépression et d'idées suicidaires. Ce garçon, dont l'enfance a été rendue difficile par un père violent, alcoolique et une mère extrêmement rigide, souffre aussi de toxicomanie et d'épilepsie. Mais si les chercheurs de Tulane s'intéressent tout particulièrement à lui, c'est pour une tout autre raison : son homosexualité. En ce début des années 1970, l'homosexualité figure encore sur la liste des maladies mentales, celles inscrites dans la bible des psychiatres américains, le fameux DSM (pour *Diagnostic and Statistical Manual of Mental Disorders*). L'idée folle du psychiatre de Tulane est d'initier un comportement hétérosexuel chez ce jeune homme par un « renforcement positif ».

Depuis les années 1950 et les expériences de James Olds et Peter Milner[30], les scientifiques savent que, chez le rat, la stimulation électrique d'une zone profonde du cerveau – l'aire septale – provoque des sensations de jouissance, d'euphorie dont l'intensité pourrait dépasser celle de l'orgasme. Des rongeurs – porteurs d'une minuscule électrode implantée dans cette région du cerveau – à qui on laisse la possibilité de s'autostimuler par le biais d'un petit levier vont se mettre à l'activer frénétiquement, au point de se détourner de toute autre activité et de se laisser mourir de faim et de soif…

Le Dr Heath imagine le même dispositif chez son patient à une nuance près : chaque stimulation sera associée à une expérience hétérosexuelle. Le vécu de ces sensations voluptueuses associé à des situations – fictives ou réelles – mettant en scène l'autre sexe devrait aboutir selon le raisonnement du psychiatre à une « reprogrammation sexuelle ».

Sous anesthésie générale et lors de plusieurs trépanations, l'équipe de La Nouvelle-Orléans implante 10 électrodes dans le cerveau du jeune homme et 8, sous le crâne, en surface de l'encéphale. À ce dispositif déjà lourd, les neurochirurgiens ajoutent l'implantation de fines tubulures intracérébrales descendant au niveau des aires septales. Le scanner et l'IRM n'existant pas encore*, ces nombreuses électrodes

---

* Le scanner médical a été mis au point en 1972, les premières images de tissus humains en IRM datent de 1975.

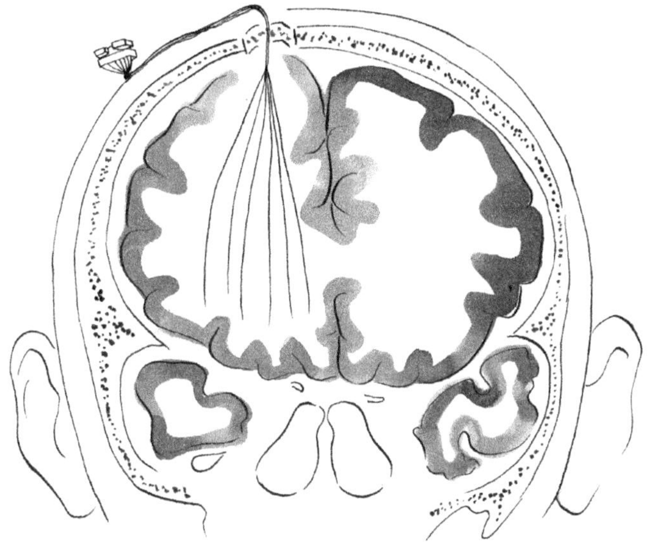

Figure 6 - Bouquet d'électrodes de stimulation
et d'enregistrement

sont placées grâce à des radiographies du crâne du jeune Américain et des atlas anatomiques.

Deux mois plus tard, après cicatrisation des plaies opératoires, les multiples câbles s'échappant du cuir chevelu de B-19 sont connectés à un volumineux appareillage externe de neurostimulation. Pour Heath, la première étape consiste à déterminer les meilleurs paramètres électriques permettant de provoquer des sensations de plaisir. Dès les premiers « réglages », les psychiatres constatent, à chacune des stimulations, une franche amélioration de l'humeur de B-19 qui se montre plus souriant et détendu. Le jeune homme compare ces séances de stimulation à la prise d'amphétamine avec, à chaque fois, dit-il, une exacerbation de sa libido. Les psychiatres continuent de peaufiner les paramètres et laissent le patient s'autostimuler. Ils observent que les effets deviennent maximaux à 7,5 milliampères et lorsque deux électrodes sont mises en jeu : l'antéro-septale gauche et la médio-septale droite. Aux huitième et neuvième jours, B-19 va s'administrer plus de 300 décharges avec l'électrode gauche et plus de 800 avec la droite. Son état d'euphorie et d'allégresse va devenir tel, qu'après plus de trois heures de stimulation ininterrompue, l'équipe de Tulane force le jeune homme à mettre fin à ses séances. À l'issue de ces deux expériences et durant quatre jours, le comportement de B-19 se métamorphose, il se montre beaucoup plus coopérant avec le personnel du service où il est hospitalisé ainsi qu'avec les membres du laboratoire où se déroulent les expériences. Heath, dans ses notes, relève que le jeune homosexuel est dans un état d'excitation sexuel permanent et commence à manifester de l'intérêt pour le personnel féminin de l'équipe. Par le biais d'une vitre sans tain – permettant d'observer le patient à son insu – Heath remarque une tendance compulsive à la masturbation. À ce stade, les résultats cliniques dépassent les attentes de l'équipe puisque le programme n'a pas encore débuté. Le psychiatre décide alors de projeter un film érotique mettant en scène des ébats hétérosexuels. L'équipe de Tulane utilise le matériel implanté, non seulement pour stimuler, mais aussi pour enregistrer l'activité cérébrale des régions anatomiques où sont situées ces microélectrodes. Selon Heath, aucune anomalie n'est décelée durant la projection, mais le jeune homme confie une attirance croissante pour le sexe opposé. Les chercheurs vont alors louer les services d'une prostituée de vingt et un ans pour passer un après-midi en compagnie du patient. Le laboratoire est aménagé en vue de cette rencontre et « les câbles seront munis d'extension afin de favoriser la mobilité de B-19 ». Quelques minutes avant l'arrivée de la jeune femme, une ultime stimulation de l'aire septale est réalisée durant 20 secondes.

Pudiques, les « scientifiques » observent la suite devant les écrans d'enregistrement de leur appareil d'électroencéphalogramme*. Au moment crucial, le tracé électrique est ininterprétable en raison d'« artéfacts de mouvement ». Pas de quoi décourager l'enthousiasme des psychiatres. À l'issue des deux heures de l'expérience, ils interrogeront séparément les deux protagonistes pour une description précise du rapport sexuel et de ses préliminaires. Le récit minutieux qu'en fait Heath dans sa publication emprunte davantage à la littérature érotico-pornographique qu'à l'écriture scientifique. Cet ébat sera la conclusion d'un programme de trois semaines où B-19 sera stimulé et s'autostimulera. Robert Heath conclut son article en expliquant que ce programme

---

* Ces données feront l'objet d'une publication différente intitulée « Plaisir et activité cérébrale chez l'Homme – Électroencéphalogramme profond et de surface pendant l'orgasme ». Heath relatera une autre expérience – à peu près similaire – réalisée dix ans auparavant chez une femme de trente-quatre ans présentant une légère déficience mentale dont le nom de code était B-5. Heath, R.G., « Pleasure and brain activity in man. Deep and surface electroencephalograms during orgasm », *J Nerv Ment Dis*, 1972 ; 154 (1) : 3-18.

de « renforcement par le plaisir » a atteint le but recherché : onze mois après cette expérimentation, le patient est devenu l'amant d'une femme mariée et ses relations homosexuelles – désormais tarifées – lui permettent un complément d'argent.

5.

Un bilan très controversé

Le prix Nobel de 1949 qui vient valider le principe de la leucotomie préfrontale et offrir une caution scientifique, a priori indiscutable, à la psychochirurgie, marque l'apogée de cette jeune spécialité et donc le début de son déclin.

Cette année-là, un article de la revue américaine *Newsweek* se fait l'écho d'une vive altercation survenue lors d'un symposium de la Société américaine de psychiatrie à Washington, opposant Freeman à Lewis[1]. Ce dernier, directeur du New York State Psychiatric Institute et praticien reconnu, l'apostrophe : « Le fait de calmer un patient doit-il être considéré comme un traitement ? Le but de tout cela n'est-il pas, surtout, de rendre le travail des soignants plus tranquille ? Je deviens de plus en plus préoccupé par le nombre de zombies que ces interventions génèrent. La pratique de la lobotomie est en train de créer davantage d'handicapés mentaux qu'elle n'en soigne, et cette pratique doit être bannie avant que nous n'ayons rendu une partie de la population démente. »

Les « mutilations de la personnalité » : un mal nécessaire ?

Au premier plan des effets secondaires, des « mutilations de la personnalité » que ne peut nier Freeman ni tous les autres « psychochirurgiens » ayant encore recours à la lobotomie frontale. Les arguments pour s'en défendre relèvent, souvent, davantage de la rhétorique que du raisonnement scientifique. Face à ces mutilations, certains psychiatres remettront en cause la notion même de personnalité. Dans son ouvrage *Contribution à l'étude de la lobotomie préfrontale*, le Lyonnais Jean Miribel prévient : « Nous nous garderons bien de parler de modification de la "personnalité" d'abord parce qu'il nous a semblé nécessaire de considérer l'individu dans son intégralité psychosomatique, ensuite parce que ce terme de "personnalité" nous a toujours rebuté en ce qu'il porte en lui de vague et de pseudo-mystique, du fait d'un emploi constant dans des sens les plus divers qui ne sont pas le sien[2]. »

Pour Pierre Puech, « le problème est généralement mal posé ». Le neurochirurgien de l'hôpital Sainte-Anne précise : « Il ne s'agit pas de modifier une personnalité normale, il s'agit de modifier une personnalité anormale pour essayer de la rendre normale[3]. » Nombre de praticiens font effectivement de cette modification de la personnalité une clef du succès…

De quelles altérations de la personnalité parle-t-on au juste ? On doit, à ce stade, différencier les anomalies décrites juste après l'intervention de celles observées à distance.

« Le lobotomisé récent se trouve dans un état très particulier de "torpeur mentale", les réponses, même adaptées, sont lentes et réduites au minimum. Le sujet semble répugner au moindre effort et son "aspontanéité" est complète. Les troubles importants de la mémoire sont évidents, portant surtout sur la fonction de fixation. La désorientation initiale est la règle […] l'opéré récent est habituellement placide, souvent euphorique. Il ne s'étonne pas d'être couché, d'uriner au lit, d'avoir un pansement sur la tête », écrit Puech. Si ce tableau initial semble assez stéréotypé, il apparaît selon les descriptions que l'état de l'opéré à la phase de consolidation, quelques mois après, soit beaucoup plus variable en raison d'une « réorganisation progressive de la personnalité » propre à chaque individu. Certains traits semblent néanmoins constants : « La note d'insouciance est habituellement au premier plan. Les sujets sont détendus, satisfaits, souvent très optimistes. Indifférents aux critiques, indulgents envers eux-mêmes, ils vivent au jour le jour, manquent d'imagination constructive et ne prennent plus de responsabilités personnelles. Plusieurs d'entre eux revenus à la vie normale ne se préoccupent pas de chercher du travail. Quelques-uns se négligent dans leur tenue corporelle. » Cette description du sujet lobotomisé semble d'autant plus crédible qu'elle émane d'un de ses artisans, Pierre Puech. « Les bienfaits de l'intervention sont payés d'une certaine simplification de la vie psychique, d'une certaine baisse du "plafond" de la personnalité. Telles formes supérieures de l'activité mentale peuvent être interdites. Fort heureusement pour les lobotomisés, la vie pratique n'en demande habituellement pas tant », poursuit le chef du service de psycho-neuro-chirurgie de l'hôpital Sainte-Anne. Il mentionne aussi une « diminution de l'affectivité » et déplore un « affaiblissement du sens moral » car « beaucoup mentent, sont peu scrupuleux, deviennent irréligieux ». Le comportement des lobotomisés en société devient également problématique : « Les actes irréfléchis, le manque de tact, l'indiscrétion sont fréquents et, dans les cas extrêmes, les anciens opérés sont autoritaires, batailleurs, franchement insupportables. »

Avec malice, Puech cite l'un de ses collègues britanniques au sujet d'une patiente : « Pour elle l'opération a été un miracle mais nous ne souhaitons pas avoir à vivre avec elle. »

L'année suivante, en 1950, Hoffman, psychiatre en chef du service des Anciens Combattants aux États-Unis, s'indigne à son tour : « L'évaluation des résultats post-lobotomie dépend de la référence que l'on considère et, si l'on prend pour comparaison l'état clinique du patient avant l'aggravation de sa psychose, tous les cas traités sont à considérer comme des échecs. Nous sommes en train de remplacer les psychoses par des déficiences mentales[4]. » D'autres, comme la psychiatre Mayer-Gross, y voient la création d'une maladie nouvelle qui s'opposerait trait pour trait à la maladie ancienne « l'euphorie remplace l'inquiétude, l'indifférence succède à l'angoisse, l'extraversion à l'introversion[5] ».

Un QI à la baisse

Dans leur ouvrage princeps *Psychosurgery*, Freeman et Watt affirment – en se fondant sur des tests sommaires – que l'intelligence n'est pas modifiée dans son ensemble[6]. En cela ils seront, dans un tout premier temps, suivis par de nombreux auteurs affirmant que la leucotomie frontale entraîne une diminution de l'imagination sans altération aucune du langage, de la mémoire et de l'intelligence[7]. Dans les couloirs et les congrès, on ne manque pas de faire état d'excellents résultats sociaux et de belles réussites individuelles. « On trouve des lobotomisés médecins, juristes, musiciens, etc. Freeman y ajoute, ce qui ne manque pas de piquant, la mention d'un psychiatre opéré et promu, par la suite, chef de service dans un grand établissement spécialisé. Nous connaissons tous des lobotomisés mariés depuis l'intervention, bons époux et bons pères de famille. Mais il est certain que plus que ces énumérations d'exemples édifiants, on souhaiterait des études individuelles exhaustives », déplore un psychiatre nancéen, Feuillet, lors d'un séminaire à Préfargier, petite ville suisse sur les bords du lac de Neuchâtel qui abrita en 1891 le premier « psychochirurgien » de l'histoire : Gottlieb Burckhardt*.

Après ceux du Suédois Rylander**, les travaux de deux psychologues de l'université McGill à Montréal, sur un groupe d'anciens combattants canadiens lobotomisés, confirment une très nette diminution

---

* Voir p. 77.
** Voir p. 56.

du quotient intellectuel après l'intervention. Pour la première fois, une telle étude a été rendue possible par l'existence de tests de QI réalisés avant l'intervention, lors de visites médicales au moment de l'incorporation des soldats[8].

En France, le psychiatre Henri Baruk – ami du désormais défunt Puech et pourtant farouche adversaire de la psychochirurgie – se fait de plus en plus entendre et s'emporte, le 2 juillet 1953, devant la Société française de neurologie. « Ces interventions sont de véritables mutilations surajoutant aux troubles primitifs d'autres troubles parfois extrêmement graves », accuse-t-il. Deux ans auparavant, il confiait à une revue hébraïque : « Il serait grave que le peuple juif laisse effectuer dans son pays des expériences sur les êtres humains qui, par certains côtés, pourraient rappeler des souffrances dont il a été lui-même victime. » Invoquant les principes de médecine judaïque, il fustige ceux « qui proposent de détruire l'organe qui souffre afin d'étouffer les symptômes gênants ».

Le psychiatre juif dénonce un autre type d'abus. « Ils [les gestes de lobotomie] ouvrent la voie à se délivrer de malades gênants en faisant exécuter cette opération qui parfois même prend l'allure d'une sanction. Le risque est d'autant plus grave que des facteurs inconscients peuvent agir soit sur le médecin, soit sur les infirmiers qui, par paresse, peuvent pousser à cette thérapeutique pour s'éviter le travail pénible de soigner des malades difficiles et pour s'en débarrasser par la chirurgie[9]. »

La lobotomie-châtiment

Beaucoup de malades mentaux voient dans la lobotomie préfrontale l'ultime punition. Le geste est redouté comme « une sorte de témoignage du destin attendu dans la crainte et le tremblement ».

Un psychiatre confie même, en 1952 : « Je pourrais citer, dans le cadre des guérisons liées à l'émotion, le cas du sujet qui a guéri à deux reprises : lorsqu'il a appris qu'il allait être opéré en neurochirurgie et lorsqu'il l'a été[10]. »

Inversement, des soignants n'hésitent pas à employer la menace de la lobotomie à l'égard des internés les plus récalcitrants[11]. Le bouleversant *Vol au-dessus d'un nid de coucou*, sorti sur les écrans en 1975, témoigne de la dimension disciplinaire du geste. Le film de Milos Forman, adapté du roman de Ken Kesey paru en 1962, restitue l'atmosphère carcérale qui régnait dans certains établissements psychiatriques et les points communs, voire les passerelles, entre milieux fermés. Le héros – l'impétueux Randl McMurphy – incarné par Jack Nicholson a, d'ailleurs, simulé la folie pour échapper au travail obligatoire en prison et être interné. Jovial et fougueux, McMurphy sabote les thérapies de groupe qu'impose une vieille fille cynique et tyrannique : l'infirmière en chef Miss Ratched. À coups d'électrochocs on tentera, en vain, de juguler le sympathique rebelle pour faire retomber le vent de liberté qui souffle sur l'asile. Irréductible, le trublion se voit infliger ce qui se présente comme la peine capitale pour les fous : la lobotomie. Ce geste, symbolisant la victoire de l'institution sur l'individu, prend, à cet instant, le glaçant visage de la « solution finale » à laquelle Baruk faisait précédemment allusion.

Orange mécanique, une manipulation mentale non chirurgicale

Un jeune homme pervers, obsédé par le sexe et ultraviolent, qui subit un traitement expérimental et se retrouve inadapté et sans défense. L'histoire d'Alex, le héros d'*Orange mécanique* – chef-d'œuvre de Stanley Kubrick, sorti sur les écrans en 1971, a de quoi faire penser aux heures sombres de la psychochirurgie. Combien d'individus au comportement déviant ont-ils ainsi été « traités » arbitrairement par lobotomie, et combien en ont gardé de lourdes séquelles sur leur personnalité et leur QI ?

Le personnage d'Alex, interprété par Malcolm Mc Dowell, n'a pourtant pas été opéré du cerveau. Condamné pour meurtre, il s'est vu proposer de participer à un protocole expérimental, dit « Ludovico », pour réduire sa peine de prison. Sur le principe, ce mystérieux traitement s'apparente aux thérapies par aversion, qui consistent à inhiber un comportement pathologique en utilisant des stimulations désagréables.

L'une des scènes les plus emblématiques d'*Orange mécanique* est une séance Ludovico. Conditionné par une injection d'un produit qui induit des nausées, Alex, attaché sur un fauteuil avec des électrodes sur la tête et un dispositif le forçant à garder les yeux ouverts, est obligé de regarder des images de violence nazie, au son de la neuvième symphonie de Ludwig Van Beethoven. L'efficacité du traitement est attestée par son rejet ultérieur de la violence et son aversion pour la musique de Beethoven, qu'il adorait au préalable.

L'effroi de l'opinion et des médecins

Si l'immense émotion soulevée par le film de Milos Forman n'intervient qu'en 1976, un autre chef-d'œuvre, *Soudain l'été dernier*, avait quelques années plus tôt déjà fait apparaître la lobotomie sous un jour terrifiant, loin, bien loin de l'intervention miraculeuse que la presse s'est plu à décrire au lendemain de la Seconde Guerre mondiale. La pièce de théâtre écrite en 1958 par Tennessee Williams, et portée à l'écran l'année suivante par Joseph Mankiewicz, s'inspire d'un souvenir effroyable de l'écrivain américain. Tennessee a grandi très proche de sa sœur Rose, née deux années auparavant, au point qu'ils sont souvent pris pour des jumeaux. À l'âge de dix-huit ans, le comportement de Rose devient erratique, la jeune femme se sent mal aimée. Les médecins diagnostiquent une schizophrénie paranoïde et, durant six ans, de nombreux traitements seront tentés y compris les « thérapies de choc* ». En 1943, Edwina, sa mère, accepte un geste de leucotomie préfrontale. Tennessee ne reconnaîtra plus jamais la sœur qu'il chérissait. Toute sa vie, l'écrivain restera accablé par la culpabilité de n'avoir pu dissuader sa mère d'une telle intervention. Dès que ses droits d'auteur le permettront, Tennessee Williams prendra en charge Rose, qui s'éteindra à quatre-vingt-sept ans. Presque le même âge que l'infortunée Rosemary Kennedy**, qui a passé la majorité de sa vie en institution après un traitement similaire.

---

* Voir p. 27.
** Voir p. 52.

Des chercheurs de l'université de Caroline du Nord se sont penchés sur la perception de la psychochirurgie par la presse populaire. Dès 1941, le traitement médiatique*, savamment orchestré par Freeman, est extrêmement favorable[12].

L'accueil de l'ouvrage *Psychosurgery* de Freeman et Watts, outre-Atlantique a, pour un livre technique, largement dépassé les attentes de ses auteurs. L'idée d'y faire figurer des photographies pré et post-opératoires, opposant visages tourmentés et apaisés, fonctionne parfaitement. Cette démonstration peu scientifique de l'efficacité de la lobotomie a le mérite de parler à chacun et de sembler irréfutable, contrairement à d'abscons scores d'évaluations psychiatriques...

Toujours soucieux de pédagogie, les journalistes chercheront même à concilier les théories analytiques en vogue à cette époque avec les notions anatomiques expliquant les effets de la leucotomie préfrontale.

La psychochirurgie selon Freud

Une vue d'artiste du magazine *Life* illustre à merveille cette volonté « œcuménique » : chez un homme élégant, qui croise une femme attirante, le cerveau limbique déclenche une pulsion sexuelle primitive, le ça des Freudiens. Le moi – symbolisant intelligence et expérience – lui déconseille, pour des raisons stratégiques, de se ruer sur la jeune femme ; tout comme le surmoi représentant la conscience morale et siégeant dans le lobe préfrontal. La « synthèse » de ces différentes

---

* Voir p. 41.

influences amène l'homme à se montrer prévenant, à esquisser un sourire et à tirer son chapeau. Cette attitude socialement acceptable est aussi celle lui réservant le plus de chances. En cas de mélancolie, lorsque le surmoi devient excessivement inhibant, culpabilisant ou anxiogène, l'équilibre est rompu et le sujet devient prostré. La lobotomie, jugée à l'époque particulièrement efficace dans cette indication, permet en neutralisant le surmoi de rétablir un équilibre. Le journaliste de *Life* précise que ce geste doit, néanmoins, être réservé à des individus « suffisamment intelligents pour maîtriser leurs pulsions lorsque toute conscience morale a été anéantie ».

Flashcode 8 - Illustration conciliant
théorie freudienne et lobotomie

À grand renfort de vulgarisation et de manchettes tapageuses, la lobotomie est encensée jusqu'au début des années 1950. Mais comme pour toutes les découvertes médicales, à l'heure de l'enthousiasme succède celle du bilan. Et les critiques sont d'autant plus acerbes que l'espoir soulevé a été démesuré. Pour la psychochirurgie le retour de bâton est violent. « Tout ce qui touche aux fonctions mentales semble avoir le privilège de réveiller les passions comme le classique bâton dans le nid de frelons », déplore Le Beau. Le neurochirurgien de l'hôpital Lariboisière, dorénavant, doit faire face aux « bourdonnements confus et souvent agressifs[13] » de ses détracteurs et notamment des psychiatres, parmi eux, Baruk*.

« *Lobotomy : Savior or destroyer ?* » (lobotomie : salvatrice ou destructrice) s'interroge à la fin de 1948 un journaliste de l'hebdomadaire américain *Nation*. « *Lobotomy disappointment* » (la lobotomie décevante) titre *Newsweek*, le 12 décembre 1949, alors que le comité Nobel vient de décorer Moniz. Quatre ans plus tard, dans son édition du 22 août 1953, l'hebdomadaire annonce : « *Lobotomy Banned in Soviet as Cruel* » (la lobotomie interdite en Union soviétique pour cruauté). Le journal déclare que la procédure est « contraire aux principes d'humanité », et transforme un « aliéné en un idiot ». Au cœur de la guerre froide, on s'émeut que l'URSS soit en mesure de donner des leçons d'humanisme… Mais c'est la mise sur le marché américain, en 1954, du premier neuroleptique qui va réellement sonner l'hallali.

De la chlorpromazine au droit d'inventaire

« La psychochirurgie est née des insuffisances de la thérapeutique traditionnelle : nous espérons bien qu'un jour elle sera remplacée par des méthodes plus subtiles et réversibles, pharmacodynamiques par exemple », prévoit, en 1954, le neurochirurgien Le Beau.

La découverte deux années auparavant d'une nouvelle molécule, la chlorpromazine, aux effets sédatifs

---

* Voir p. 156.

mais non hypnotiques, porte un coup d'arrêt au développement de la psychochirurgie.

L'histoire commence en 1951, quand le chirurgien Henri Laborit, qui travaille sur le choc postopératoire, demande au laboratoire Rhône-Poulenc de lui fournir un anesthésique plus efficace que le Phénergan. Le composé 4560 RP, la chlorpromazine, se révèle précieux pour alléger les anesthésies, mais pas seulement. « Avec une grande perspicacité, Laborit décrit des effets de "désintéressement" chez ses patients, qu'il juge possiblement utiles en psychiatrie, raconte le psychiatre Jean-Pierre Olié, ancien chef de service à l'hôpital Sainte-Anne. Mais ce sont Jean Delay et Pierre Deniker, de Sainte-Anne, qui auront le génie de tester cette molécule en monothérapie, en la donnant tous les jours à 40 malades. En quatre semaines, avec un protocole moderne, ils ont démontré que la chlorpromazine soulage l'agitation mais aussi les hallucinations[14] ! » Pour Olié, le trio aurait d'ailleurs mérité un prix Nobel pour cette découverte.

Les premiers résultats sont publiés en 1952[15], et la molécule est commercialisée dans les mois qui suivent en France, sous le nom de Largarctil. Dans un premier temps, ce neuroleptique, le premier du genre, se propage sur le vieux continent, Deniker sillonnant les asiles d'Europe avec des échantillons de chlorpromazine. Rapidement, le produit gagne l'Amérique du Nord où son efficacité et surtout son caractère réversible – contrairement aux interventions de lobotomie – lui permettent, dès 1954, d'obtenir une autorisation de mise sur le marché, sous le nom de Thorazine.

En quelques mois, la chlorpromazine est prescrite à plus de deux millions de patients. La voie est désormais ouverte pour mettre au point d'autres molécules neuroleptiques, celles-ci agissent en fait en inhibant les récepteurs à la dopamine, un des neurotransmetteurs du cerveau. En 1959 arrive l'halopéridol (*Haldol*). Ce médicament, toujours utilisé aujourd'hui, présente l'avantage de ne pas être sédatif comme la chlorpromazine[16]. Il est classé dans les neuroleptiques incisifs c'est-à-dire désinhibiteurs.

La psychiatrie et l'industrie pharmaceutique étant dotées d'une nouvelle arme aux effets réversibles, les médias vont être encouragés à dresser l'inventaire des méfaits de la psychochirurgie[17].

6.

Histoire de la stimulation cérébrale profonde

Lundi 8 septembre 2014. Le neurochirurgien français Alim-Louis Benabid et le neurologue américain Mahlon DeLong reçoivent le prestigieux prix Lasker-DeBakey de recherche clinique de la Fondation américaine Albert et Mary Lasker. Pour les deux chercheurs, récompensés pour leur contribution à la mise au point d'un traitement inédit de la maladie de Parkinson, la stimulation cérébrale profonde (SCP), c'est une consécration. Dotés de 250 000 dollars, les prix Lasker sont considérés par beaucoup comme l'antichambre du prix Nobel. Depuis 1945, 86 lauréats des « Lasker » ont été nobélisés, dont 47 au cours des trente dernières années.

Les travaux de Mahlon DeLong et d'Alim-Louis Benabid, et leur application dans la pratique clinique depuis la fin des années 1980 « ont permis d'améliorer la vie de plus de 100 000 personnes atteintes d'une maladie de Parkinson, ou d'autres affections neurologiques ou neuro-psychiatriques[1] », estime le neurologue américain Michael S Okun (université de Floride), dans un article publié le jour même de l'annonce du prix dans le *New England Journal of Medicine*. Et ce nombre de 100 000 patients pourrait bien augmenter de façon vertigineuse dans les décennies à venir.

Proposée dans des formes sévères de ces affections, résistantes aux traitements médicamenteux, la SCP obtient des effets spectaculaires chez certains patients, bien décrits par les chercheurs dans leurs publications scientifiques. Et il suffit d'aller sur la plateforme vidéo youtube et de taper stimulation cérébrale profonde (ou *deep brain stimulation*) pour accéder à de nombreux témoignages éloquents de malades, avec des images avant-après tout aussi éloquentes.

Outre le prix Lasker, Alim-Louis Benabid a récemment reçu d'autres récompenses prestigieuses pour l'invention de cette thérapeutique. Quelques mois après le « Nobel américain », il a ainsi été l'un des six lauréats du Breakthrough Prize 2015. Cette distinction, créée en 2013 par des décideurs (dont Sergey Brin, le fondateur de Google, et Marc Zuckerberg, celui de Facebook), est attribuée chaque année à des chercheurs dans trois disciplines : physique fondamentale, mathématiques et sciences de la vie. Le Breakthrough Prize est assorti d'un chèque de trois millions de dollars.

En 2016, le neurochirurgien français a été l'un des six scientifiques à recevoir le prix de l'inventeur européen, attribué par l'Office européen des brevets. Une pluie de récompenses amplement méritées selon la communauté scientifique, mais qui a laissé de côté un acteur majeur de l'histoire de la stimulation cérébrale profonde : le neurologue Pierre Pollak, qui a travaillé pendant des décennies en tandem avec Alim-Louis Benabid.

Mais revenons au début de cette grande aventure, et aux travaux des équipes de DeLong, aux États-Unis, et de Benabid, en France.

Au début des années 1970, dans un laboratoire des Instituts nationaux de la santé (NIH) américains, Mahlong DeLong commence à étudier des zones profondes, complexes et négligées du cerveau. Quand le jeune scientifique rejoint le laboratoire de Edward Evarts – l'un des pionniers de l'enregistrement de l'activité électrique des neurones – à Bethesda (Maryland), les recherches considérées comme nobles, telle l'étude du cortex moteur et du cervelet, ont été affectées à d'autres chercheurs. Il se retrouve à explorer les ganglions de la base, un ensemble de noyaux cérébraux connus aujourd'hui pour leur rôle crucial dans la facilitation des mouvements.

À cette époque, les patients atteints de Parkinson commencent tout juste à avoir accès à la levodopa, une molécule qui permet de lutter contre le déficit en dopamine caractérisant cette maladie neurodégénérative.

La maladie de Parkinson

Deuxième pathologie neurodégénérative en fréquence, derrière la maladie d'Alzheimer, la maladie de Parkinson touche 1 à 2 % des individus de plus de soixante-cinq ans, soit plus de 100 000 personnes en France.

L'âge est le principal facteur de risque, mais il existe une susceptibilité génétique (une vingtaine de variants génétiques associés au Parkinson ont été identifiés). Des facteurs d'environnement rentrent aussi en jeu, principalement les pesticides organochlorés, dont le rôle toxique a été bien établi. Le Parkinson est d'ailleurs reconnu comme maladie professionnelle chez les agriculteurs qui manipulent ces produits.

Les symptômes, d'apparition progressive, sont dus à une destruction des neurones à dopamine, situés dans une petite zone de la base du cerveau, le locus niger. Ce neurotransmetteur intervient, avec l'acétylcholine et le glutamate notamment dans le contrôle de la motricité. Un déficit en dopamine induit donc un déséquilibre de ces messagers du mouvement. Les premiers signes cliniques n'apparaissent que quand 50 à 70 % des neurones à dopamine sont détruits.

La maladie se caractérise par trois signes majeurs :

— des tremblements de repos, affectant surtout les mains et les bras.

— une hypertonie, c'est-à-dire une rigidité excessive, qui peut toucher tous les muscles du corps.

— une akinésie, soit une lenteur dans la mise en route des mouvements et la coordination. Ce symptôme est notamment gênant pour la marche.

À cette triade s'associent bien d'autres signes non moteurs : troubles du sommeil avec notamment des comportements anormaux pendant les phases de sommeil paradoxal (pouvant précéder la maladie), perte d'odorat, dépression, constipation…

Flashcode 9 - Vidéo d'un geste de stimulation cérébrale profonde au CHU de Grenoble

Dans les années 1960, des pionniers avaient tenté des interventions chirurgicales : en ligaturant des artères, puis en détruisant des ganglions de la base par de l'alcool ou l'application de chaleur. Mais cette approche avait rencontré des succès limités, du fait de ciblages imprécis, voire erronés. En outre, des interventions bilatérales avaient conduit à des complications sévères, avec des déficits irréversibles de la parole, de la déglutition et de la cognition. La première génération de traitement chirurgical des mouvements anormaux s'est éteinte avec la découverte de la lévodopa.

Avec l'arrivée de cette molécule, qui reste aujourd'hui encore le traitement de référence, la vie des parkinsoniens se transforme. Les symptômes pénibles qui la caractérisent (tremblements, rigidité, troubles de la marche) sont grandement améliorés. Beaucoup de patients, auparavant institutionnalisés, peuvent à nouveau vivre à domicile. C'est une révolution, mais avec quelques bémols. La molécule n'agit pas chez tous les malades, et elle présente des inconvénients gênants : après une période d'efficacité remarquable – qualifiée de lune de miel –, ses effets fluctuent dans le temps, et elle induit des mouvements anormaux, les dyskinésies.

En étudiant les ganglions de la base, Mahlon DeLong dresse une cartographie du circuit de la motricité. Il identifie notamment chez le singe une petite zone de moins d'un centimètre cube, le noyau subthalamique, qui a un rôle majeur dans le contrôle du mouvement. Chez un singe parkinsonien, le neuroscientifique montre même qu'en inactivant ce noyau, tous les symptômes de la maladie de Parkinson disparaissent[2] !

> **Épidémie de Parkinson chez des drogués cali-
> forniens**
>
> C'est grâce à des toxicomanes que ce modèle ani-
> mal de la maladie de Parkinson a pu être mis au point.
> En 1982, près de la baie de San Francisco, en Califor-
> nie, un neurologue, le Dr William Langston, observe
> une étrange épidémie chez six adeptes du MPPP, un
> opioïde de synthèse proche de l'héroïne. Tous souffrent
> de symptômes évoquant un Parkinson. Langston établira
> que leur drogue avait été contaminée par du MPTP, une
> neurotoxine qui détruit les neurones à dopamine. Le
> neurologue y a gagné une reconnaissance internatio-
> nale (il a raconté cet épisode étonnant de la science en
> 1996 dans un livre grand public, *The case of the frozen
> addict*).

Les résultats spectaculaires de DeLong et de Hagai
Bergmann, son principal collaborateur, sont publiés
dans la prestigieuse revue *Science* en 1990. Mais comment passer du primate à l'homme quand même
l'auteur de cette découverte souligne que le problème
est que « nulle personne saine d'esprit ne se risque-
rait à une chirurgie dans cette zone[3] ». Dans la communauté scientifique, la règle est de ne pas opérer le
noyau subthalamique du fait d'un risque d'hémibal-
lisme, des mouvements anormaux très violents, pouvant même conduire à la mort.

De l'autre côté de l'Atlantique, Louis-Alim Benabid est lui neurochirurgien des hôpitaux de Grenoble. « Passionné depuis toujours par le cerveau, et
adepte de la médecine expérimentale au sens où l'en-
tendaient Claude Bernard et Pasteur[4] », il a complété

son doctorat en médecine par un doctorat en physique, en 1978.

Rapidement, ce clinicien revêt aussi une casquette de chercheur. À Grenoble, il fait un stage au laboratoire d'électronique et de technologie de l'information (LETI), où il applique la physique à la biologie, approfondit sa connaissance des liens entre électricité et biologie, mène des expériences chez l'animal…

Au début des années 1980, après un an passé aux États-Unis, au prestigieux Salk Institute de San Diego, le neurochirurgien monte une unité de recherche Inserm où il étudie notamment la biologie des tumeurs, les douleurs neurologiques, et les mouvements anormaux. Pierre Pollak, neurologue dans le même CHU, lui confie ses patients les plus sévères, avec des tremblements rebelles à tout traitement médical. Pour les soulager, Alim-Louis Benabid pratique une thalamotomie, une intervention qui consiste à détruire par électrocoagulation, sous contrôle stéréotaxique, une zone profonde du cerveau impliquée dans les mouvements : le noyau ventral intermédiaire du thalamus* (Vim).

Au préalable, le chirurgien s'assure d'être au bon endroit en stimulant la zone en question avec l'électrode qu'il a prépositionnée. Si la stimulation à basse fréquence (de l'ordre de 30 à 40 Hz) déclenche un tremblement, la cible est atteinte. Les réactions du malade sont ses meilleurs repères.

Mais le neurochirurgien chercheur ne se contente pas de cette vérification de routine. Un jour de 1987 où il intervient sur un malade atteint de tremblement

---

* Voir p. 104.

essentiel – une pathologie d'origine familiale –, il augmente la fréquence de stimulation jusqu'à 100 Hz. Et là, surprise, le tremblement disparaît totalement. Stimuler une zone à haute fréquence a donc un effet inhibiteur, exactement comme une destruction chirurgicale.

Dans l'esprit du neurochirurgien germe une idée audacieuse : pourquoi ne pas laisser en place, à demeure, ce dispositif ? « Ben [le surnom de Benabid] m'a livré le patient avec l'électrode implantée et le stimulateur externe, et m'a demandé de faire des tests hors du bloc. Au bout de deux semaines, il a internalisé le système », a raconté Pierre Pollak au quotidien *Le Monde*[5]. Entre-temps, ce brillant neurologue a travaillé jour et nuit pour étudier rigoureusement chez ce malade tous les paramètres de stimulation, de 2 à 10 000 Hz.

L'intervention est un succès. Comme beaucoup de découvertes médicales, la stimulation cérébrale profonde est née par hasard, « par sérendipité » aiment à dire les chercheurs. En réalité, Benabid n'a pas tout à fait été le premier à décrire l'effet inhibiteur des hautes fréquences sur ce noyau ventral intermédiaire du thalamus. « Cette propriété avait été rapportée dans les années 1960 par la physiologiste Denise Albe-Fessard, mais elle n'avait pas été exploitée à des fins thérapeutiques[6] », relève Pierre Pollak. C'est en revanche bien Benabid qui a eu l'idée de laisser en place le stimulateur, en utilisant les seuls appareils alors disponibles destinés au traitement des douleurs cérébrales.

Le duo réalise ainsi plusieurs implantations, mais ces premières mondiales, présentées dans des congrès, passent relativement inaperçues. « Au départ, personne n'a réalisé les potentialités de cette invention, c'est ce qui nous a permis de prendre de l'avance », s'amuse Pierre Pollak. De fait, l'intervention est efficace sur les tremblements, mais pas sur les autres symptômes handicapants du Parkinson, ce qui limite son intérêt pour les patients.

Les découvertes de Mahlong DeLong sur le rôle clé du noyau subthalamique vont ouvrir aux Grenoblois de nouveaux horizons. En prenant connaissance des résultats obtenus par les Américains chez des singes par la destruction de cette zone, Benabid et Pollak rêvent de stimuler cette nouvelle cible chez leurs patients. D'autant que l'équipe bordelaise d'Abdelhamid Benazzouz a obtenu les mêmes améliorations que DeLong, chez des singes toujours, avec une stimulation cérébrale profonde de ce noyau subthalamique. Pierre Pollak rédige un protocole d'essai clinique, convainc l'Inserm d'être le promoteur et obtient le feu vert d'un comité d'éthique pour en faire autant chez l'homme. En 1993, le premier Parkinsonien est implanté au niveau de cette nouvelle cible. Les résultats sont spectaculaires. Dès lors, le duo grenoblois, sous les feux de la rampe, publie dans les revues les plus prestigieuses, reçoit des visiteurs du monde entier qui veulent apprendre la technique. Le neurologue et le neurochirurgien forment un véritable tandem. Pierre Pollak sélectionne les malades, et vient au bloc opératoire discuter les options avec Benabid qui les opère. Le neurologue a aussi pour mission essentielle le suivi des opérés.

Alim-Louis Benabid le reconnaît aisément, il a eu de la chance. « Nous n'avons pas eu à imaginer un appareil nouveau, spécifique. J'ai simplement utilisé en périphérie de sa capacité un appareil du commerce ; son maximum (100 Hz) s'est avéré, par un heureux hasard, le seuil à partir duquel la stimulation en profondeur du thalamus supprimait les tremblements. C'est pourquoi la méthode a pu être rapidement diffusée : 17 services de neurochirurgie l'appliquent aujourd'hui en France contre la maladie de Parkinson, avec pour les services les plus actifs, une cinquantaine d'opérés par an[7] », souligne-t-il.

Selon lui, la diffusion aussi rapide d'une innovation est exceptionnelle, et serait même impensable aujourd'hui. « Les organismes de contrôle tels que l'Agence nationale de sécurité du médicament et des produits de santé (ANSM) ont tendance à appliquer très rigoureusement le principe de précaution pour l'industrialisation et la mise sur le marché d'un prototype de recherche ; il faut éviter au maximum la survenue de complications imprévues. Si nous avions eu à mettre au point un appareil nouveau en 1987, nous serions peut-être toujours en train d'attendre leur feu vert[8] », insiste-t-il.

La stimulation cérébrale profonde est agréée en Europe pour le traitement des tremblements essentiels en 1993, puis deux ans plus tard pour le Parkinson. Les appareils sont autorisés en tant que dispositifs médicaux, une procédure distincte de celle de l'autorisation de mise sur le marché pour les médicaments, et souvent bien moins contraignante. Ainsi, les essais cliniques portent généralement sur un nombre beaucoup plus limité de malades que ceux exigés pour les nouveaux médicaments. La Food and Drug Administration, équivalent américain de l'Agence du médicament, donnera elle son premier feu vert à cette thérapie en 1997.

En 2012, la stimulation cérébrale profonde a passé le cap des 100 000 patients dans le monde. Dans la plupart des cas, le dispositif est implanté dans le cadre d'une maladie de Parkinson, avec comme cible le noyau subthalamique ou un autre noyau cérébral, sur le pallidum. La SCP est même désormais le traitement chirurgical de référence de cette maladie du mouvement.

Le principe de la stimulation cérébrale profonde est de moduler l'activité neuronale grâce à des électrodes d'un à deux millimètres de diamètre, implantées, par voie chirurgicale, dans les noyaux cérébraux profonds au niveau d'une cible très précise – variable selon la pathologie visée.

À basse fréquence, de l'ordre de 50 Hz, la stimulation exciterait les neurones et les axones. À haute fréquence, de l'ordre de 100-130 Hz, elle les inhiberait. C'est du moins ce que l'on a théorisé initialement. Aujourd'hui de nombreuses observations chez l'homme et in vitro tendent à montrer que les mécanismes d'action de la SCP seraient beaucoup plus complexes et, en définitive, encore obscurs. Dans la compréhension de ces mécanismes électrophysiologiques, l'optogénétique* promet d'être un outil précieux.

Les impulsions électriques sont commandées par de petits boîtiers implantés sous la peau. L'intervention,

---

* Voir p. 267, figure 7.

assez lourde, peut être à l'origine de complications rares, mais potentiellement sévères, principalement hémorragiques et infectieuses.

Pour la maladie de Parkinson, la SCP supprime seulement les tremblements quand elle est appliquée dans le thalamus, et tous les symptômes invalidants (tremblements, raideur, mouvements lents) quand elle est appliquée dans le noyau subthalamique ou dans le pallidum. Stimuler le noyau subthalamique agit sur le Parkinson, mais aussi sur les dystonies, l'épilepsie, certains troubles obsessionnels compulsifs.

La méthode a démontré ses bons résultats à long terme, mais les chercheurs observent que, chez les malades implantés depuis plus de dix ans, les bénéfices diminuent progressivement sur les signes axiaux, comme les piétinements et les troubles de l'équilibre.

À soixante-quatorze ans, Alim-Louis Benabid reste actif dans le domaine de la recherche en neurologie, et tente toujours de comprendre comment fonctionne la stimulation cérébrale profonde. L'efficacité de cette méthode est une boîte noire, estime-t-il, ajoutant que la technique traite les symptômes mais ne supprime pas la maladie.

Désormais, le neurochirurgien met aussi ses espoirs dans une autre technique : l'illumination infrarouge, qui permettrait de protéger les neurones à dopamine. Pour l'instant, les expériences ne concernent que des rongeurs. Mais le Pr Benabid est enthousiaste et confiant dans cette nouvelle piste thérapeutique. « Son succès, en lequel j'ai foi, marquera alors une nouvelle révolution[9] », prédisait-il fin 2014. À suivre.

7.

Maladies mentales :
la stimulation cérébrale tous azimuts

La stimulation cérébrale profonde (SCP) ou pace-maker cérébral, qui s'est imposée comme le traitement neurochirurgical de référence de la maladie de Parkinson, représente désormais aussi un espoir pour de nombreuses pathologies neuro-psychiatriques : troubles obsessionnels compulsifs ou TOC, maladie de Gilles de la Tourette, dépression, addictions, maladie d'Alzheimer, anorexie mentale...

L'équipe grenobloise d'Alim-Louis Benabid et Pierre Pollak a ouvert la voie à cette technique pour soulager des troubles du mouvement en 1987. Depuis, bien d'autres chercheurs se sont lancés notamment en Europe et outre-Atlantique, en découvrant, souvent par hasard, de nouveaux effets de cette modulation de l'activité neuronale sur l'humeur, la mémoire...

Suite à ces observations, de multiples essais cliniques ont été lancés. Beaucoup sont toujours en cours, à des phases plus ou moins avancées. Si ces études tiennent leurs promesses, la SCP pourrait s'imposer dans les cinq à dix prochaines années comme une nouvelle arme thérapeutique pour des dizaines de milliers de malades mal soulagés par des traitements médicamenteux. Une bonne nouvelle pour les principaux intéressés, et pour les fabricants de stimulateurs dont l'avenir s'annonce radieux.

Selon un rapport de Persistance Market Research – une société américaine d'intelligence économique –, daté de fin juillet 2015, consacré aux dispositifs de neurostimulation, les ventes d'appareils de SCP devraient s'envoler d'ici 2020. Une évolution qui, selon ces experts, s'inscrit dans un mouvement global de demande croissante de traitements par neuromodulation.

Le marché de ces dispositifs (qui, outre la SCP, comprennent principalement les stimulateurs de la moelle épinière[1], du nerf sacré, du nerf vague, de l'estomac et les implants cochléaires)* devrait passer de 5 milliards de dollars en 2013 à 10 milliards de dollars en 2020 prédit PMR. Soit un quasi-doublement en sept ans.

De son côté, la Defense Advanced Research Projects Agency (DARPA), l'Agence du département de

---

* La neuromodulation de la moelle épinière est proposée dans des douleurs neurologiques chroniques. La neuromodulation sacrée est destinée à traiter la rétention urinaire, l'hyperactivité vésicale, l'incontinence fécale et la constipation. La stimulation du nerf vague est indiquée dans certaines épilepsies. La neuromodulation gastrique peut permettre de soulager les nausées et les vomissements chroniques associés à la gastroparésie – un dysfonctionnement des muscles de l'estomac. Les implants cochléaires sont destinés à pallier certaines surdités.

la défense des États-Unis chargée de la recherche et développement des nouvelles technologies destinées à un usage militaire, a annoncé, en octobre 2013, une enveloppe de 70 millions de dollars sur cinq ans pour développer la prochaine génération d'implants cérébraux, appareils de stimulation cérébrale profonde et autres nouvelles technologies[2].

Ce programme de la DARPA s'inscrit plus largement dans la Brain Initiative, un ambitieux projet de collaboration public/privé rendu public par le président Barack Obama en avril 2013.

Sur le même principe que le projet Génome humain (qui avait permis de séquencer l'intégralité de l'ADN humain en 2003, après une quinzaine d'années de recherche), la Brain Initiative vise à mieux comprendre et traiter les pathologies du cerveau, de la maladie d'Alzheimer aux états de stress post-traumatique. Le programme doit être doté au total de 300 millions de dollars.

Des TOC à la dépression, voici un tour d'horizon des effets de la stimulation cérébrale profonde dans les maladies mentales.

Une nouvelle voie
pour sortir de l'enfer des TOC

Obsession de la propreté, peur pathologique de se faire mal ou de faire mal aux autres, crainte excessive de souffrir de telle ou telle maladie. Compulsions permanentes de vérification ou de comptage, qui se matérialisent par des rituels reconnus comme absurdes par les patients, mais indispensables pour atténuer leur angoisse… Les troubles obsessionnels compulsifs peuvent rendre la vie infernale à ceux qui en souffrent et à leur entourage. Obsessions et rituels sont parfois si envahissants qu'ils conduisent dans certains cas à une marginalisation, voire une désinsertion socio-professionnelle. Plus de la moitié des patients considèrent que leur TOC affecte leurs relations familiales ou professionnelles, et près d'un tiers estiment que cette pathologie nuit sévèrement à leur activité professionnelle. Les troubles, qui peuvent débuter dès l'enfance, touchent 2 à 3 % de la population, ce qui en fait l'une des atteintes les plus fréquentes en psychiatrie, après la dépression, les addictions et les phobies.

Longtemps, les TOC ont été classés dans les troubles anxieux, mais la dernière édition de la classification américaine des maladies mentales, le DSM 5, en vigueur depuis 2013, les considère désormais comme une entité à part entière au sein d'un « spectre obsessionnel-compulsif », aux côtés de troubles comme la trichotillomanie (tendance irrépressible à s'arracher les poils) ou encore la dysmorphophobie (atteinte de l'image du corps).

Des schémas de pensée centrés sur le risque et la peur

Encore imparfaitement compris, ces troubles font l'objet d'intenses recherches, notamment en imagerie cérébrale, avec des explorations par IRM fonctionnelle et PET scan. Ces examens ont permis de mettre en évidence chez les malades atteints de TOC une augmentation de l'activité cérébrale au niveau de plusieurs zones : cortex orbito-frontal, noyaux caudés, régions limbiques et thalamiques.

Selon le neurologue Bruno Millet, les TOC pourraient résulter d'un dysfonctionnement au niveau des noyaux gris centraux. « Cette anomalie, qui reste à préciser, serait à l'origine de l'émergence de schémas de pensée quasi automatiques, centrés sur le risque et la peur, explique ce spécialiste[3]. Ces schémas de pensée automatiques et involontaires s'accompagnent de comportements excessifs, inutiles à l'adaptation de l'être vivant. Cette production non filtrée du "cerveau profond" engendre l'émission d'un flux d'information excessif reçu au niveau du cortex préfrontal. Le cerveau n'est dès lors pas capable de filtrer ses propres messages, produits indûment. »

La prise en charge des formes sévères fait appel à des psychothérapies comportementales et des médicaments, en particulier les antidépresseurs qui inhibent la recapture de la sérotonine (IRS dont font partie la fluoxétine ou Prozac, la paroxétine ou Deroxat). Ces deux approches ont prouvé leur efficacité, mais elles restent insuffisantes chez un malade sur dix.

Quant à la chirurgie, plusieurs interventions ont été proposées pour les formes les plus handicapantes (les lobotomies par le passé ou aujourd'hui des sections plus limitées de type cingulotomie ou capsulotomie) avec souvent une amélioration des symptômes, dans 50 à 100 % des cas selon les études, les cibles… « Mais la valeur de ces résultats reste relative du fait de la méthodologie discutable des travaux : nombre limité de sujets opérés avec la même technique, outils d'évaluation inexistants ou inadaptés, pas de prise en considération de la comorbidité », notaient le psychiatre Mircea Polosan et ses collègues de l'hôpital Sainte-Anne dans un article de 2004[4], où ils présentaient leurs propres résultats de trois interventions chirurgicales dans des cas exceptionnels de TOC « malins », avec des résultats imparfaits.

Sans compter les questions éthiques posées par des gestes neurochirurgicaux irréversibles…

Une disparition quasi instantanée de l'anxiété et des obsessions

Une nouvelle voie s'est ouverte pour ces malades au tournant du XXIe siècle, grâce à la belle idée d'une équipe belge, constituée d'un neurochirurgien, Bart Nuttin, et d'un neurologue, Pierre Cosyn. Au lieu de proposer une chirurgie classique de lésion (capsulotomie*) à quatre patients avec un TOC sévère résistant au traitement médical, ces praticiens décident de tenter une stimulation cérébrale profonde des deux capsules internes. Bingo : les résultats sont positifs chez trois d'entre eux.

Les résultats de cette petite série, publiés sous forme de correspondance dans la prestigieuse revue britannique *The Lancet*, vont faire date[5].

L'équipe de Louvain décrit notamment le cas spectaculaire d'une femme de trente-neuf ans souffrant de TOC extrêmement sévères depuis plus de vingt ans. Pendant la stimulation, elle « s'est sentie presque instantanément déchargée de son anxiété

---

* Voir p. 106.

et de ses pensées obsessionnelles ». Les symptômes revenaient lors de l'arrêt de la stimulation. La patiente a été constamment stimulée durant deux semaines, et ses parents ont estimé que près de 90 % de son comportement compulsif et de ses rituels avaient disparu.

Trois ans plus tard, en 2002, l'équipe française du psychiatre Luc Mallet publie, également dans *The Lancet*[6], deux observations étonnantes, allant dans le même sens que les constats de l'équipe belge.

Chez deux patients atteints à la fois d'un Parkinson et de TOC sévères, une stimulation cérébrale profonde du noyau subthalamique destinée à soulager les symptômes de leur maladie de Parkinson se révèle efficace aussi sur les TOC.

En deux semaines, leurs compulsions ont disparu, et leurs obsessions se sont améliorées de plus de 50 % sur les échelles d'évaluation.

Un enthousiasme débordant chez les jeunes, une crainte chez les spécialistes

Le résultat semble presque trop beau pour être vrai, au point que des spécialistes s'inquiètent d'une diffusion de cette technique, pas encore validée.

Fin 2001, juste avant la publication de l'équipe Mallet, le Comité national consultatif d'éthique (CCNE) a été saisi, notamment par le Pr Alim-Louis Benabid, de la question de cette « neurochirurgie fonctionnelle des affections psychiatriques sévères », dont les TOC. Le neurochirurgien grenoblois, considéré comme l'un des pères de la stimulation cérébrale, est en effet inquiet du risque de dérive. Lors d'un congrès à Toronto (Canada) avec une grande session de neurochirurgie, il avait entendu, au cours d'un repas de congressistes, de jeunes neurochirurgiens français « s'enthousiasmer hâtivement pour la psychochirurgie et la neurostimulation ».

« Je savais pourtant qu'ils n'avaient pas tous un cadre stéréotaxique, n'avaient jamais pratiqué la méthode. Je me suis dit intérieurement : Danger ! Nous allons à la catastrophe. Ils vont tout casser et un jour, nous allons devoir arrêter la neuromodulation, y compris dans le Parkinson », raconta le Pr Benabid dans une interview parue en 2003 dans le bulletin de l'AFTOC (Association française de personnes souffrant de troubles obsessionnels et compulsifs). « À mon retour, prévoyant des débordements, j'ai envoyé une lettre au CCNE », poursuit le neurochirurgien.

L'appel à la prudence du comité d'éthique

En avril 2002, les Sages donnent un feu vert à ces approches, assorti d'un certain nombre de réserves : « La prudence avec laquelle ces stimulations doivent être pratiquées justifie dans ce domaine, plus que dans n'importe quel autre, la publication des échecs, des effets secondaires, des effets parallèles mais aussi des avantages et succès obtenus. Cette démarche doit s'inscrire dans le cadre de protocoles rigoureux précisant les bases scientifiques et les hypothèses sur lesquelles sont fondées ces traitements ainsi que les informations à recueillir prospectivement », précise notamment le CCNE.

L'avis recommande aussi un certain nombre de précautions. Il s'agit d'un soin mais qui comporte une part d'inconnu donc de recherche, comme dans les premières interventions pour le Parkinson. « Cette dimension mixte de thérapeutique expérimentale doit rester sans cesse présente à l'esprit des équipes », préconise ainsi le comité.

Quant au risque de dérive, « l'histoire dans ce domaine est sévère et inquiétante, rappelle le CCNE. Elle justifie que les indications soient particulièrement réduites, dans un premier temps, aux troubles obsessionnels compulsifs ».

Le comité pose aussi, sans y répondre complètement, la question de la manipulation, puisque le résultat est celui d'une modification du comportement de la personne. « Certes la manipulation dans ce domaine est faite au bénéfice de la personne mais elle est aussi faite au bénéfice d'un tiers et ce bénéfice est d'emblée problématique », poursuivent les éthiciens.

Forte de cet avis favorable, l'équipe de la Pitié-Salpêtrière, rejointe par d'autres, lance un essai clinique de la stimulation cérébrale profonde dans les TOC : 16 patients, répartis dans 10 CHU, sont recrutés et suivis pendant dix mois. 8 d'entre eux sont soumis à une période de stimulation active suivie d'une période de stimulation placebo alors que les 8 autres ont d'abord une stimulation placebo suivie de la stimulation réelle. L'étude est menée en double aveugle, ce qui signifie que ni les malades, ni les médecins ne connaissent les périodes de stimulation. Les résultats sont probants : après trois mois de stimulation active, 6 patients sur 10 retrouvent une vie sociale, familiale et professionnelle satisfaisante, et n'ont plus qu'une gêne « modérée ». L'essai est publié en 2008 dans le prestigieux *New England Journal of Medicine*7.

Un traitement qui reste d'exception

Depuis, le développement de cette technique pour les TOC suit son cours en France, mais elle est loin de s'être banalisée.

« Il faut rester prudent et raisonnable, souligne dans son récent ouvrage sur les TOC le Pr Bruno Millet[8]. Seuls sont concernés des patients gravement handicapés, résistants aux approches par thérapie comportementale et cognitive aussi bien qu'aux traitements médicamenteux [...]. Dans l'immédiat, ce traitement ne peut s'inscrire que dans le cadre d'expérimentations scientifiquement contrôlées sous l'égide d'un collège de médecins. »

À l'été 2015, une équipe internationale a analysé toutes les études disponibles sur le traitement des TOC par stimulation cérébrale profonde[9]. Les auteurs ont identifié 31 essais incluant au total plus d'une centaine de patients, traités par SCP sur plusieurs cibles. Environ 60 % d'entre eux ont répondu favorablement à ce traitement, et une amélioration d'environ 45 % sur les échelles d'évaluation a été constatée. Le bilan est plutôt positif, mais il manque encore des études à plus grande échelle pour déterminer la meilleure cible et les conditions optimales de stimulation, estiment les auteurs de cette revue.

Pour les TOC comme dans la maladie de Parkinson, la stimulation cérébrale profonde n'est pas un traitement miracle. Il existe chez certains patients un décalage entre l'amélioration des symptômes de TOC, objectivement constatée par le patient et l'équipe médicale, et l'état général du malade.

Ce décalage a été bien décrit par Baptiste Moutaud dans sa thèse d'ethnologie et d'anthropologie sociale, « C'est un problème neurologique ou psychiatrique ? Ethnologie de la stimulation cérébrale profonde appliquée au trouble obsessionnel compulsif[10] », soutenue en 2009.

Pour ce travail, l'anthoropologue a suivi trois patients atteints de TOC sévères, implantés au Centre d'investigation clinique de l'hôpital de la Pitié-Salpêtrière, rapportant leur comportement avant et après l'implantation de façon très précise, dans un récit édifiant.

« Face caméra, dans une chambre du service, répondant aux questions du psychiatre et de deux psychologues, le premier malade, Melville, atteint de cette étrange maladie avait exposé son quotidien et sa souffrance : l'angoisse et l'anxiété qui le prennent chaque fois que son obsession d'avoir perdu quelque chose l'envahit et ses compulsions de vérification qui se répètent encore et encore plusieurs fois par jour. Alors, lorsqu'il se lève de sa chaise, Melville regarde, vérifie s'il n'a rien fait tomber, déplace "les poussières" au sol avec son pied, il fouille ses poches, regarde par terre, revient en arrière et recommence. Lorsqu'on lui demande s'il est sûr de ne rien avoir laissé tomber il répond : "Non, je ne suis pas sûr." Il jette un regard sur le sol immaculé de la chambre et revérifie : il ouvre sa pochette, son portefeuille et re-range. Ces multiples heures de ritualisation quotidiennes doivent l'apaiser mais elles dévorent sa vie. Chez lui il vérifie les portes, l'électricité, les robinets. Melville ne veut rien jeter, sinon il fouille les poubelles par peur de s'être débarrassé de "quelque chose d'important". Après il doit se laver les mains, parfois plus de trois fois, avec "une façon particulière de se laver et d'essuyer". Trop perturbé par le trouble, il a dû arrêter son travail, la gestion de la propriété vinicole héritée de ses parents. Il est dépressif, ne sort plus. Hadrien lui fait reproduire un exercice habituel de sa thérapie cognitive et comportementale. Il met son ordinateur portable dans le placard de la chambre et donne la clef à Melville pour qu'il le ferme. Il s'exécute mais a envie de vérifier la poignée, de tirer la porte – ce qu'il fait – pour être certain qu'elle soit bien verrouillée, car il n'a fait qu'un seul tour. On lui demande : "Où est la clef ?" Melville répond : "Dans la poche droite mais je ne suis pas sûr qu'elle soit au fond." Alors il tâte la poche de son pantalon. Il va ensuite faire un tour du service avec une psychologue et lorsqu'il revient, quelques minutes plus tard, il doit ouvrir le placard. Il vérifie qu'il était bien fermé puis ouvre. L'ordinateur est encore là : "Ah oui", dit-il. »

Un témoignage qui donne une idée du calvaire vécu par cet homme. Pourtant, après implantation et stimulation, Melville et les deux autres patients sont loin d'être satisfaits, poursuit Baptiste Moutaud.

« Lorsqu'on leur pose la question : "Comment allez-vous ?" les réponses des trois sont assez inquiétantes. On peut les résumer par : "Pas très bien." Si on engage la conversation et que l'on demande

"Pourquoi ?" ou bien "Qu'est-ce qui ne va pas ?" Yvan [un autre patient] et Melville vont répondre qu'ils sont déprimés, que "c'est difficile". Lorsqu'on approfondit et que l'on souhaite savoir s'ils ont toujours des TOC, si leur mal-être serait lié à cela, étonnamment, ils répondent que non. Ils n'ont plus ou presque plus de TOC. Du moins, rien de notable. Est-ce qu'ils ont des obsessions ? Des rituels compulsifs ? Non, ou alors très peu. Ils ont des obsessions qui apparaissent parfois mais qui "ne restent pas" (Yvan) et dont ils réussissent facilement à se débarrasser. Laure [la troisième patiente] : "J'y pense encore comme souvenir et puis je me dis Ah tiens, j'y pense plus. Il y a une espèce de rémanence mais avant c'était dingue. Je ne lutte plus." Quant aux compulsions, cela "n'a plus rien à voir" (Yvan). Les heures de ritualisation sont aussi réduites. Elles peuvent encore parfois atteindre jusqu'à une heure, certes, mais ce qui relève pour ces patients d'une forme de miracle en comparaison des six à huit ou dix heures quotidiennes d'avant l'implantation. Yvan : "Je n'ai plus connu cela depuis que j'étais malade." Mais alors pourquoi est-ce que cela ne va pas ? »

Pour Yvan et Melville, la raison est très simple : ils sont déprimés. Ils avaient une forte comorbidité dépressive avec leur TOC qui n'a pas été améliorée par la technique. Pour le psychiatre, cela est même surprenant : « On a l'habitude d'avoir des médicaments qui agissent un peu sur tout, alors que là on a une action très spécifique et sélective. » Sous l'effet de la stimulation, le TOC a presque disparu mais la dépression est restée.

Et l'anthropologue de continuer : « La comorbidité dépressive est extrêmement fréquente avec le TOC. Dans leur cas, ce n'est pas un état dépressif qui serait la conséquence de l'état pathologique et de ses répercussions sur la vie du malade (ils seraient alors déprimés "en raison" de leur condition, de leur maladie, de leur vie) mais une entité pathologique distincte. Ils souffrent de dépression en plus d'avoir des TOC. Pour Melville, le cas le plus grave, cela est allé jusqu'à se faire hospitaliser de nouveau à plusieurs reprises depuis la fin du protocole. Pour Yvan, cela est amplifié par les problèmes qu'il rencontre aujourd'hui dans son adaptation. »

Reconstruire une vie
sur les décombres de l'ancienne

Selon Baptiste Moutaud : « Il existe en effet une deuxième raison au désarroi de ces malades et qui, cette fois, englobe le cas de Laure : bien que leur trouble ait été atténué, leur quotidien a été dévasté par la maladie et, aujourd'hui, leur TOC quasiment disparu, ils doivent reconstruire une vie sur les décombres de l'ancienne. Yvan l'exprime d'une manière assez brutale pour expliquer son malaise : "J'ai une vie de merde." »

Quand la stimulation fait aimer la Country

Des effets secondaires encore plus surprenants ont été décrits. Ainsi, un homme de cinquante-neuf ans opéré en 2006 aux Pays-Bas pour un TOC sévère a développé ensuite un amour inconditionnel et exclusif... de la musique de Johnny Cash.

La stimulation cérébrale profonde, réalisée au niveau du noyau accumbens, est une réussite pour soulager les TOC, à tel point que le patient parle de lui comme de « Mr B II », une nouvelle version de lui-même en quelque sorte. Mais un an et demi après la pose des électrodes, il entend à la radio la chanson *Ring of Fire* de Johnny Cash et cela va changer sa vie. Profondément ému par ce tube du compositeur et chanteur de country, il s'attelle à explorer son univers musical. Il achète tous les CD et DVD de l'homme en noir, qu'il écoute avec bonheur, et délaisse ses anciennes idoles.

« À partir de la première fois où Mr B entend la chanson de Johnny Cash, les chansons en hollandais, les Beatles et les Rolling Stones sont bannis. Sauf quand les batteries du stimulateur déclinent ou tombent en panne accidentellement. Là, Johnny Cash est inconsciemment ignoré et ses musiques favorites sont à nouveau écoutées, comme pendant les quarante ans précédents », écrivent Mariska Mantione (de l'université d'Amsterdam) et ses collègues dans leur article scientifique consacré au cas de Mr B[11].

Le mécanisme de cet effet secondaire étonnant de la stimulation cérébrale profonde reste à éclaircir. Une chose est sûre, pour les médecins hollandais, il ne s'agit en tout cas pas d'un nouveau TOC, puisque le patient décrit l'écoute du chanteur américain comme un moment agréable, qui ne s'accompagne pas d'anxiété. Et, contrairement aux obsessions compulsives typiques des TOC, Mr B ne souffre pas s'il est empêché d'écouter son chanteur favori. Selon Mariska Mantione et ses collègues, le phénomène pourrait peut-être s'expliquer par le fait que le noyau accumbens joue un rôle central dans le plaisir associé à la musique, il interviendrait aussi dans l'encodage de la préférence musicale. On peut donc imaginer que l'écoute de Johnny Cash active une composante affective du circuit de la récompense, ce qui incite ce patient à répéter encore et encore ce comportement valorisant. L'autre hypothèse avancée par les médecins d'Amsterdam est que la stimulation cérébrale profonde a pu influer sur la confiance en lui de Mr B. La musique de Johnny Cash irait de pair avec cette nouvelle personnalité.

D'autres approches thérapeutiques sont à l'étude pour les TOC. Ainsi de la stimulation magnétique transcrânienne, qui consiste à induire des stimulations électriques répétées d'aires cérébrales superficielles par de brèves impulsions magnétiques. Comparée à la stimulation cérébrale profonde, la rTMS présente l'avantage de ne pas nécessiter d'intervention chirurgicale. C'est une technique totalement atraumatique, nous y reviendrons*.

Des tocs aux tics, un traitement pour le syndrome de Gilles de la Tourette

Pour le public et même pour beaucoup de médecins, le syndrome de Gilles de la Tourette évoque immédiatement des tics et plus particulièrement la coprolalie, cette tendance à prononcer des mots insultants ou vulgaires. Ce signe emblématique n'est pourtant en réalité présent que chez 15 à 20 % des malades.

Désormais reconnu comme une maladie du mouvement, avec des tics moteurs et verbaux plus ou

---

* Voir p. 247.

moins complexes, ce syndrome est une affection rare, qui touche 0,1 à 1 % de la population selon les études et la définition retenue. Elle débute généralement vers cinq-sept ans et concerne principalement les garçons (le compositeur Wolfgang Amadeus Mozart et le politicien et écrivain André Malraux en sont deux exemples célèbres).

Les tics simples consistent en des mouvements ou des sons soudains, brefs, répétés et stéréotypés comme des clignements d'yeux, des raclements de gorge, des mouvements d'épaule. Peuvent s'y associer des tics complexes, sous forme de gestes ou de phrases d'allure normale mais dans un contexte inadapté. Certains patients ne peuvent s'empêcher d'imiter les mouvements de leur interlocuteur, c'est l'echopraxie.

Les tics sont le plus souvent exacerbés par la fatigue, l'ennui ou le stress. Inversement, ils sont améliorés par un effort physique ou intellectuel. D'autres troubles neuropsychiatriques sont présents chez 9 patients sur 10 : troubles obsessionnels compulsifs, trouble avec déficit de l'attention avec ou sans hyperactivité (TDAH)…

Le syndrome de Gilles de la Tourette disparaît spontanément dans 75 % des cas à l'âge adulte. Pour ceux chez qui il persiste, les conséquences peuvent être désastreuses pour la vie quotidienne et les relations sociales.

Ainsi de la marquise de Dampierre, l'un des premiers cas médicalement décrit du syndrome de Gilles de la Tourette. « Dès sa septième année, elle avait développé des tics qui se manifestaient sous des formes de plus en plus grotesques, raconte Douwe

Draaisma, un spécialiste de l'histoire de la psychologie et de la neurologie, dans son ouvrage *Quand
l'esprit s'égare*[12]. Plus tard, elle s'était mise à proférer
des exclamations étranges, consistant en jurons et en
obscénités. Cette coprolalie s'était installée définitivement : jusqu'à sa mort, à l'âge de quatre-vingt-cinq
ans, elle ne cessa d'accueillir ses hôtes en lâchant un
sonore : "Merde et foutu cochon"… Au beau milieu
d'une conversation s'élevaient des mots et des cris qui
faisaient un contraste déplorable avec son esprit et ses
manières distinguées. »

Ironie de l'histoire de la médecine, c'est grâce au
cas de la marquise de Dampierre, associé à 8 autres
observations – avec un tableau clinique moins complet que celui de la marquise – que le Dr Georges
Edouard Albert Brutus Gilles de la Tourette a décrit
en 1885 le syndrome à qui il a laissé son nom. Mais
ce neurologue, élève de Jean-Martin Charcot, n'a en
fait jamais examiné ni même rencontré cette femme,
souligne l'historien néerlandais Douwe Draaisma
dans son livre. La triste histoire et les tics spectaculaires de la marquise de Dampierre avaient en fait été
rapportés soixante ans auparavant, en 1825, par un
autre médecin dont le nom n'est guère passé à la postérité : Jean-Marc Itard. Gilles de la Tourette a donc
récupéré indûment les observations de son confrère.
Une attitude d'autant plus malhonnête qu'il a parallèlement prétendu que Charcot avait vu à plusieurs
reprises cette patiente et confirmé le diagnostic, ce
qui, toujours selon Douwe Draaisma, serait totalement faux. « Les termes employés frisent la mystifica-
tion », s'insurge l'historien néerlandais.

Au XVe siècle,
un prêtre qui vocalise quand il prie

Il est par ailleurs probable que cette drôle de maladies de tics ait été décrite bien avant le XIXe siècle.

« Les toutes premières références aux tics remontent à l'époque médiévale. Au XVe siècle, deux moines dominicains rapportent le cas d'un prêtre qui ne peut s'empêcher de tirer la langue et d'émettre des vocalisations à chaque fois qu'il prie. À la même époque, on expose aussi le cas d'un prince prénommé Condé, qui utilise des objets pour se bâillonner et s'empêcher de proférer des insultes », notent des auteurs canadiens dans un article de synthèse sur le syndrome de Gilles de la Tourette et l'impulsivité[13].

Depuis sa description par Gilles de la Tourette, la compréhension de cette pathologie et son traitement ont bien évolué. Ce syndrome a longtemps été considéré comme une affection mentale. Il est désormais classé dans les maladies du mouvement, et les recherches en imagerie cérébrale, notamment avec des IRM fonctionnelles, pointent des dysfonctionnements au niveau des boucles cortico-striato-thalamo-corticales (CSTC). La dopamine, neurotransmetteur impliqué dans la motricité et la coordination des mouvements, a longtemps été mise en cause. Mais d'autres neurotransmetteurs (noradrénaline, histamine, sérotonine, GABA...) pourraient aussi intervenir, selon des recherches menées ces dernières années.

Bains d'électricité statique et applications de sangsue

Le Dr de la Tourette considérait cette pathologie comme incurable. « C'est là un déplorable compagnon », estimait-il.

Application de sangsues à la vulve pour traiter une supposée perturbation de l'utérus responsable de ce comportement singulier ; bains prolongés ; douches d'eau glacée ; voire bains d'électricité statique... À l'époque de Gilles de la Tourette, toutes sortes de traitements ont été tentés pour soulager les tics des Tourettiens, sans succès.

La vie quotidienne des patients a été transformée par l'arrivée des neuroleptiques. Les premières expériences de traitement par l'haloperidol, un des premiers médicaments de cette classe de psychotropes, ont été décrites au début des années 1960.

Les antipsychotiques, et en particulier les plus récents (risperidone ou Risperdal, aripiprazole ou Abilify), mieux supportés que les molécules de première génération, sont toujours à la base de la prise en charge du syndrome de Gilles de la Tourette, avec les thérapies comportementales et cognitives.

L'efficacité d'autres molécules a été rapportée, dans de petites études. Ainsi par exemple de la clonidine (un antihypertenseur), des anxiolytiques comme le clonazepam, de la nicotine – en patch ou gommes –, des injections de toxine botulique, et même du cannabis. Mais les résultats obtenus doivent être confirmés par des études à plus large échelle et randomisées (comparant le produit à tester à un médicament de référence) pour pouvoir inscrire officiellement ces traitements prometteurs dans l'arsenal thérapeutique du syndrome de Gilles de la Tourette.

Les premiers pas de la chirurgie des tics dans les années 1960

Malgré les progrès des traitements médicamenteux, la question d'une intervention chirugicale s'est posée de longue date chez des patients atteints de formes particulièrement invalidantes, mal soulagées par les antipsychotiques. Depuis le début des années 1960, une soixantaine de malades ont été ainsi opérés avec diverses techniques lésionnelles. Par analogie avec les troubles obsessionnels compulsifs, des Tourettiens ont ainsi bénéficié d'interventions classiques de psychochirurgie : leucotomie préfrontale*, cingulotomie**, ou capsulotomie***. Des interventions plus spécifiques ont également été proposées, ciblant notamment le thalamus. C'est sur cette cible que les meilleurs résultats auraient été obtenus, avec 45 à 100 % de réduction des tics un à deux ans après l'intervention. Mais ces chiffres sont à prendre avec précaution, la plupart des études ayant porté sur de petits effectifs. De plus, la durée de suivi n'était pas toujours mentionnée, de même que les complications de l'intervention. Or, celles-ci sont loin d'être négligeables. Pour les 22 malades où ces informations sont disponibles, beaucoup ont développé des symptômes gênants : contractions musculaires, paralysies,

---

* Voir p. 159.
** Voir p. 120.
*** Voir p. 106.

troubles de l'articulation de la voix... Les questions éthiques soulevées par de telles interventions irréversibles sont aussi cruciales, notamment chez des patients mineurs : certains avaient une douzaine d'années au moment de l'opération !

Avant l'intervention,
38 mouvements anormaux par minute

Comme dans les TOC, la stimulation cérébrale profonde a ouvert une nouvelle ère pour les patients les plus handicapés par leurs tics. En s'inspirant des bons résultats obtenus par une intervention chirurgicale au niveau du thalamus, l'équipe belge et hollandaise de Vandewalle décide de tenter une stimulation cérébrale profonde sur cette même cible chez un homme de quarante-deux ans. Ses tics, que les chercheurs décrivent dans une lettre à la revue britannique *The Lancet*, en 1999[14], sont sévères : mouvements rotatoires de la tête, léchage d'objets, émissions de sons et sifflements, clignements d'yeux, mouvements d'adduction des jambes. Des vidéos réalisées juste avant l'intervention évaluent à 38 par minute le nombre de ses mouvements anormaux...

Au bloc opératoire, les chirurgiens disposent deux électrodes, puis commencent à stimuler. « Pendant la stimulation de la cible gauche, il y a une importante réduction des tics, écrivent-ils dans leur article. En stimulant la cible droite, le patient a ressenti une sensation de bien-être. Après l'opération, les tics ont disparu et le patient a changé de caractère dans le sens où il est devenu plus altruiste. » Quatre mois après l'intervention, le nombre de tics a chuté à 8 par minute, alors que la stimulation n'était activée que 12 heures par jour, décrivent les chercheurs. Après ce premier succès, qui s'est maintenu dans le temps, cette équipe a opéré d'autres patients, avec également une diminution notable des tics, d'environ deux tiers. Depuis, d'autres chercheurs ont embrayé, et actuellement une vingtaine d'équipes, dans treize pays dont la France, proposent une stimulation cérébrale profonde dans le cadre d'un syndrome de Gilles de la Tourette. Plusieurs cibles cérébrales ont été explorées. Les résultats publiés dans des revues scientifiques sont globalement encourageants, avec une diminution des symptômes pouvant aller jusqu'à 80 %.

« La stimulation cérébrale profonde m'a rendu ma vie »

Plus impressionnants encore sont les témoignages de malades dans les médias, avec vidéo avant/après. Ainsi du cas de Jayne Bargent, dont la presse britannique s'est fait l'écho fin 2012. Cette Anglaise de cinquante-cinq ans, atteinte d'une forme sévère de Tourette, songeait à aller en Suisse pour demander un suicide assisté, tant ses tics l'empêchaient de mener à bien les actes les plus élémentaires de la vie quotidienne : marcher, cuisiner, lire, conduire… Moins d'une heure après le début de la stimulation cérébrale profonde, ses symptômes se sont quasiment évanouis. Le traitement lui a « rendu sa vie », a t-elle déclaré[15].

Selon une récente revue de la littérature scientifique, plus d'une centaine d'interventions de stimulation cérébrale profonde dans le cadre d'un syndrome de La Tourette ont été rapportées, qui ont permis de confirmer que cette stratégie thérapeutique est relativement sûre, et qu'elle peut être utile dans les formes sévères du syndrome, résistantes aux médicaments[16]. Mais les chercheurs tâtonnent encore pour savoir quels sont les meilleurs critères de sélection des patients, et la cible optimale.

Pour la plupart des équipes, la stimulation cérébrale profonde ne doit être proposée qu'aux malades de plus de vingt-cinq ans, ou en tout cas au-delà de dix-huit ans. Certains auteurs plaident cependant pour des interventions plus précoces, estimant que c'est pendant les jeunes années que se développent les aptitudes sociales et l'estime de soi. Le curseur de l'âge optimal pour le geste demeure délicat lorsque l'on sait que certaines formes de la maladie s'atténuent spontanément dès l'âge adulte.

La stimulation cérébrale profonde a apporté de nouveaux espoirs pour les cas extrêmes du syndrome, mais elle reste une intervention d'exception, qui n'a pas fini d'être évaluée, et d'évoluer.

Une thérapie de choc
pour la maladie d'Alzheimer

Si certaines maladies d'Alzheimer peuvent un jour être traitées par une intervention de psychochirurgie, l'histoire retiendra que c'est grâce à un patient obèse, à l'audace d'une équipe de médecins canadiens… et à l'un de ces heureux hasards de la recherche médicale, baptisé sérendipité par les scientifiques.

Dans le monde, en 2015, environ 47 millions de personnes sont touchées par cette affection neurodégénérative, qui se manifeste le plus souvent après soixante ans. En 2050, le nombre de malades pourrait atteindre 640 millions, dont une majorité dans les pays en voie de développement, avancent certains spécialistes. Des prévisions d'autant plus angoissantes que jusqu'ici, malgré les multiples pistes explorées, aucun traitement n'a pu ralentir le déclin de la mémoire et des autres fonctions cognitives observées dans la maladie d'Alzheimer. La seule bonne nouvelle vient pour l'instant de l'épidémiologie. Plusieurs publications récentes constatent un infléchissement du nombre de nouveaux cas de maladie d'Alzheimer, chez les plus de soixante-cinq ans. Cette évolution, constatée dans plusieurs pays du monde, pourrait être due, au moins en partie, au meilleur accès des femmes aux études supérieures ces dernières décennies.

Neurochirurgien au West Hospital de Toronto, au Canada, le Pr Andres Lozano est l'un des pionniers de la stimulation cérébrale profonde sur le continent américain. Dans les années 2000, son équipe reçoit un homme de tout juste cinquante ans, avec une longue et douloureuse histoire d'obésité.

Régimes, médicaments, prise en charge psychologique, thérapie de groupe... Toutes les stratégies thérapeutiques ont échoué et le patient pèse désormais plus de 190 kilos. Cette obésité extrême, dite morbide, s'accompagne de diabète, d'hypertension artérielle et d'apnée du sommeil.

Face à cette situation critique, à haut risque de complications, l'homme s'est vu proposer des interventions chirurgicales, destinées à réduire le volume de son estomac ou à dériver une partie de l'intestin pour diminuer l'absorption des aliments (by-pass). Mais il a refusé, persuadé qu'une telle opération ne l'empêcherait pas de continuer à manger en trop grande quantité.

En examinant ce patient, Andres Lozano et ses collègues évoquent une autre option : pourquoi ne pas tenter une stimulation cérébrale profonde au niveau de l'hypothalamus ? Leur raisonnement est logique. Le rôle de ce noyau cérébral dans le contrôle de l'appétit et de la prise de poids a été établi de longue date.

Dans les années 1970, avant l'avènement de la chirurgie de l'obésité, une équipe de Copenhague a même réussi à réduire transitoirement l'appétit et le poids de cinq patients obèses en réalisant une hypothalamotomie latérale (destruction des connexions à ce niveau par électrocoagulation). À l'époque, les résultats de Flemming Quaade et ses collègues danois avaient été considérés comme décevants, et au regard des risques de complication de l'intervention, cette option thérapeutique avait été abandonnée.

Mais avec la stimulation cérébrale profonde, Lozano et ses collègues disposent d'une technique moins risquée, et réversible, pour essayer de moduler l'activité neuronale au niveau de cette même cible. Testée dans différents modèles animaux – rongeurs, primates, chiens –, la stimulation de l'hypothalamus s'est montrée efficace pour contrôler l'appétit et le poids.

Est-ce en lui présentant ces résultats expérimentaux que Lozano et son équipe ont convaincu leur patient de se lancer dans l'aventure ? Celui-ci donne en tout cas son accord pour ce qui est a priori le premier essai chez l'homme d'une technique de stimulation cérébrale profonde pour soigner une obésité. Le protocole est également approuvé par un comité d'éthique.

Au bloc opératoire, sous contrôle stéréotaxique, les chirurgiens répartissent quatre électrodes sur les deux côtés de l'hypothalamus, dans sa partie ventro-médiane. Du fait de son poids extrême, le patient n'a pas pu bénéficier de l'examen de référence, l'IRM. Les médecins ont dû se contenter d'un scanner.

Il est laissé éveillé car l'équipe veut tester, en temps réel, quelles sont les cibles qui, stimulées à haute fréquence, induisent une baisse de l'appétit. Mais c'est un tout autre sujet de conversation qui va s'imposer dans le bloc opératoire, lors de la stimulation à haute fréquence au niveau de la première électrode.

En pleine intervention,
des souvenirs de sa « blonde » surgissent

Soudain, de façon totalement inattendue, le patient se met à raconter une sensation de « déjà vu ». Il a l'impression d'être dans un parc, avec des amis. Dans cette scène qu'il décrit comme familière, il est revenu trente ans en arrière, et reconnaît dans les personnes présentes sa petite amie de l'époque.

« Quand l'intensité du courant électrique a été augmentée, le patient a rapporté que les détails de la scène devenaient plus précis », soulignent Andres Lozano et ses coauteurs dans leur publication scientifique à propos de ce cas[17]. L'homme devient capable de se rappeler les couleurs, les odeurs, les sons environnants… et même la robe que portait sa blonde. Face à cette observation époustouflante, Lozano est convaincu d'être devant un phénomène sans précédent et, même si la stimulation ne semble avoir aucune efficacité sur la sensation de faim, il décide de laisser les électrodes en place. Les Canadiens vont alors soumettre le patient à des batteries d'examens pour essayer de comprendre ce qu'ils venaient de déclencher. Des tests neuropsychologiques sont ainsi effectués, qui confirment, après trois semaines de stimulation continue, une amélioration notable des performances de la mémoire autobiographique de ce patient.

L'équipe canadienne est finalement parvenue à trouver une machine permettant la réalisation d'une imagerie de contrôle postopératoire. Cet examen montrera que les électrodes se situaient davantage à proximité des fornix* – faisceaux de fibres reliant l'hippocampe à l'hypothalamus, impliqués dans le circuit de la mémoire – que dans l'hypothalamus lui-même. Les résultats sur l'obésité, eux, seront décevants. La stimulation à basse fréquence pendant cinq mois a entraîné une perte de poids discrète (6 %) et l'homme a repris ses kilos après l'arrêt de la stimulation.

---

* Voir p. 104, figure 4.

Dès lors, une nouvelle idée germe dans le cerveau des chercheurs canadiens : il doit être possible d'utiliser la stimulation cérébrale profonde pour augmenter les performances de la mémoire, mais aussi pour mieux comprendre les bases neuronales de ces circuits. Dans la foulée, ils lancent un essai clinique chez six patients atteints d'une maladie d'Alzheimer qualifiée de légère. Cette première expérience est encourageante : les chercheurs montrent que leur stratégie augmente le volume de l'hippocampe, ce qui suggère une régénérescence de cette structure, qui est au cœur des processus de mémorisation. Ils décrivent également, sur le plan clinique, une « possible amélioration » des performances cognitives ou du moins un ralentissement de leur déclin après six à douze mois de traitement. Depuis, l'équipe de Toronto poursuit cette piste, et mène des études cliniques auprès d'un nombre plus important de malades. Et d'autres équipes ont emboîté le pas. Au total, 8 essais cliniques seraient en cours chez des patients atteints de maladie d'Alzheimer, explorant différentes cibles, selon le registre américain *Clinicaltrials*, qui recense la majorité des études menées dans le monde.

Leurs résultats devraient être connus dans les cinq prochaines années. On saura alors si la stimulation cérébrale profonde peut réellement être une arme thérapeutique pour lutter contre la maladie d'Alzheimer, et quels sont les patients qui ont le plus de chance d'en bénéficier. Vu le coût et la lourdeur de cette procédure, il est cependant peu probable qu'elle devienne un traitement de première intention pour ces troubles mnésiques.

Stimuler les neurones
pour réduire le poids

Comme nous venons de le voir, le premier patient traité par stimulation cérébrale profonde pour soigner une obésité est resté célèbre davantage par les souvenirs autobiographiques réveillés par les électrodes que par la perte de poids ainsi induite. Mais cette tentative de Lozano et ses collègues de Toronto a stimulé d'autres chercheurs qui se sont mis à explorer les effets de la neuromodulation sur l'appétit et le poids.

Comme la maladie d'Alzheimer, l'obésité est une affection de plus en plus fréquente, et devient un véritable défi de santé publique. Aux États-Unis, l'un des pays les plus touchés, plus d'un tiers de la population adulte est concernée, avec des taux encore plus élevés dans les populations noires et hispaniques.

L'obésité est la rançon du mode de vie caricatural de l'Américain moyen : excès alimentaires (avec un apport quotidien trop calorique, trop gras et trop sucré), sédentarité record (temps passé assis, notamment devant un écran) et activité physique réduite.

La situation est d'autant plus alarmante que l'excès de poids, qui peut commencer tôt dans la vie – à l'adolescence voire dans l'enfance –, est souvent associé à d'autres pathologies : diabète, maladies cardio-vasculaires, atteintes ostéoarticulaires et même cancers. D'où une réduction de la qualité de vie, et une baisse de l'espérance de vie qui peut atteindre vingt ans.

À l'échelle mondiale, plus de 3 millions annuels de décès seraient ainsi attribués à l'obésité.

Face aux échecs de la prévention, des mesures hygiénodiététiques et des médicaments – dont la plupart ont été retirés du marché à cause de leurs effets secondaires –, les patients en sont désormais à se tourner vers des traitements chirurgicaux pour pouvoir agir au niveau du système digestif (chirurgie bariatrique), voire du cerveau !

Un pacemaker cérébral pour l'obésité, mauvaise réponse à un vrai problème ?

Une étude pilote, menée aux États-Unis chez trois patients avec une obésité rebelle à tout traitement a confirmé la bonne tolérance à long terme (avec trois ans de recul) d'une stimulation cérébrale profonde. Et deux des trois individus implantés ont eu une perte « significative » de kilos, tandis que le troisième a stabilisé son poids. Au moins trois essais cliniques sont en cours, notamment au Brésil et aux États-Unis, constatent Rahul Kumar et ses coauteurs dans un article de synthèse[18].

Dépression :
la bonne humeur sur commande

Les médicaments antidépresseurs, que consomment des millions de personnes dans le monde, seront-ils un jour remplacés par des techniques de neuromodulation, externes ou internes ?

Près de cinquante ans après le premier témoignage dans la littérature scientifique, les bénéfices de la stimulation cérébrale profonde chez des patients atteints de forme sévère de dépression, résistante aux traitements conventionnels, restent à démontrer par de grandes études.

Mais au fil des années, de nombreux cas impressionnants de modification de l'humeur ont été constatés chez des personnes implantées, dans le cadre d'une maladie de Parkinson* notamment. Comme si les médecins avaient accidentellement trouvé un interrupteur de la bonne humeur !

Parallèlement, des chercheurs ont élucidé les circuits cérébraux de la dépression, ouvrant la voie à des essais cliniques de neuromodulation dans des formes résistantes de la maladie.

Affection mentale parmi les plus fréquentes, la dépression est aussi l'une des pathologies chroniques qui altère le plus la qualité de vie. À l'échelle planétaire, environ 350 millions de personnes sont touchées, selon l'Organisation mondiale de la santé (OMS), qui considère que la dépression est la première cause d'incapacité dans le monde. Elle est aussi à l'origine d'une partie des 800 000 suicides recensés chaque année. En France, le nombre de dépressifs est évalué à plus de 3 millions, soit presque 1 personne sur 20.

Des troubles négatifs de l'humeur – qui durent depuis plusieurs semaines – sont au premier plan, avec une perte d'intérêt et de plaisir, ainsi qu'une baisse d'énergie qui entravent les activités quotidiennes.

D'autres symptômes tout aussi handicapants sont souvent associés : sentiment de dévalorisation,

---

* Voir p. 167.

culpabilité, anxiété, perturbations du sommeil et de l'appétit, troubles de concentration…

Un sourire dès la stimulation

Les premiers indices d'une modification de l'humeur lors d'une stimulation cérébrale ont été rapportés à la fin des années 1960, bien avant l'ère moderne de la stimulation cérébrale profonde, ouverte en 1987 par l'équipe grenobloise d'Alim-Louis Benabid et Pierre Pollak.

Dans son ouvrage paru en 1972, *Le Conditionnement du cerveau et la liberté de l'esprit*, le neurophysiologiste espagnol José Delgado décrit ainsi un film réalisé au cours des études menées par son collègue norvégien : « On y voit un malade à l'expression triste et à l'humeur légèrement déprimée qui sourit chaque fois qu'une brève stimulation est appliquée dans la partie rostrale du cerveau [l'aire septale], revenant vite à son état dépressif habituel, pour sourire à nouveau dès qu'une nouvelle stimulation survient. Ensuite, une stimulation de dix secondes modifia complètement son comportement et son expression faciale et lui donna un air heureux et réjoui qui persista pendant dix secondes. »

Ces effets spectaculaires donnèrent des idées aux médecins, puisque Delgado précise que « certains malades mentaux ont été munis de stimulateurs portatifs qu'ils ont utilisés dans l'autotraitement d'états dépressifs avec un succès clinique apparent ». On est toutefois bien loin, à cette époque, des stimulateurs modernes, discrets et conçus pour rester à demeure à long terme. Les dispositifs de l'époque sont « portatifs » – de la taille d'une valise – et source d'infections. Ils ne seront guère diffusés.

Avec le développement des techniques de stimulation cérébrale profonde pour les patients souffrant de Parkinson, médecins et chercheurs ont étudié de plus près les effets de ce traitement sur le comportement et l'humeur de leurs malades.

Des cas parfois très impressionnants ont été rapportés. Dans les deux sens. Ainsi de cette femme de soixante-cinq ans qui présenta un tableau clinique typique de dépression, suraigu, dans les suites d'une stimulation cérébrale profonde au niveau du noyau sous-thalamique. Un syndrome reproductible et régressif à l'arrêt de la stimulation, comme si un état dépressif pouvait être induit et stoppé en jouant sur un interrupteur.

Atteinte depuis trente ans d'une maladie de Parkinson, cette patiente n'avait aucun antécédent psychiatrique. Quand les médecins testèrent les électrodes, dix jours après l'intervention, pour vérifier les effets de la stimulation sur les symptomes parkinsoniens, son visage se mit subitement à exprimer une profonde tristesse, et elle fondit en larmes. « Je ne souhaite plus vivre, plus voir, plus entendre, plus ressentir quoi que ce soit », déclara-t-elle à l'équipe de la Pitié-Salpêtrière, qui publia cette singulière observation dans la revue de référence *New England Journal of Medicine*[19].

Un accès mélancolique qui disparaît en quatre-vingt-dix secondes

L'accès mélancolique était bien lié à l'intervention, puisque, comme le soulignent les médecins, la dépression a disparu en moins de quatre-vingt-dix secondes à l'arrêt de la stimulation. « Pendant les cinq minutes suivantes, la patiente a présenté un état légèrement hypomaniaque. Elle a ri et plaisanté avec l'examinateur, tirant joyeusement sa cravate », soulignent même les auteurs.

Ce cas extrême est loin d'être isolé. « Une étude prospective effectuée dans notre centre, afin d'évaluer d'éventuels signes de la lignée dépressive secondaire à la stimulation sous-thalamique, a montré qu'un quart des patients étaient cliniquement déprimés durant les six mois post-chirurgie, alors qu'aucun d'entre eux ne l'était durant les mois précédant la stimulation », écrivent Aline Gronchi-Perrin et François Vingerhoets, du CHU de Lausanne, dans un article de synthèse sur les effets cognitivo-comportementaux de la stimulation cérébrale profonde dans la maladie de Parkinson[20]. « Les études ont rapporté depuis des prévalences très fluctuantes entre 1,5 à 25 %, confirmant que la survenue d'états dépressifs, en particulier en phase aiguë, était à craindre. » Selon ces auteurs, la gravité des états dépressifs postopératoires est variable. Ils peuvent s'accompagner d'idées suicidaires, avec passage à l'acte parfois réussi, alors même que l'intervention était une réussite sur le plan moteur. « Le suicide est le risque de mortalité prévisible le plus élevé dans les premières années suivant la stimulation du noyau sous-thalamique, avec un pourcentage variant de 0,4 à 4,3 % des patients passant à l'acte », écrivent ces spécialistes.

Si on assimile l'apathie, cette forme d'insensibilité émotionnelle, à un symptôme dépressif, ce sont près de 30 % des patients parkinsoniens qui souffrent de cette perte d'intérêt et de motivation un an après leur chirurgie. Au point que des neuroscientifiques européens se demandent si les bénéfices sur la qualité de vie des patients parkinsoniens opérés ne sont pas annihilés par cette apathie[21]. Certains articles scientifiques au sujet de la stimulation du noyau sous-thalamique dans le traitement de la maladie de Parkinson sont ainsi titrés : « Un esprit en détresse dans un corps réparé » ou « Le médecin est heureux, le patient moins »[22]…

Inversement, des cas de soulagement de symptômes dépressifs ont été rapportés après neuromodulation dans différentes zones cérébrales, dans le cadre d'un Parkinson, de troubles obsessionnels compulsifs… Des épisodes d'accès maniaques ont même été décrits chez des parkinsoniens implantés au niveau sous-thalamique.

En modulant une autre région cérébrale (le striatum ventral), pour soulager un patient atteint de troubles obsessionnels compulsifs, une équipe bordelaise a de son côté constaté aussi une amélioration de ses symptômes dépressifs[23].

Face à ces cas spectaculaires, les scientifiques ont cherché à déterminer les circuits et structures impliqués dans la régulation de l'humeur, notamment grâce à des techniques d'imagerie, comme l'IRM fonctionnelle. Plusieurs cibles potentielles ont été identifiées, tel le cortex subgénual* (CG 25 ou aire 25 de Brodmann).

Des travaux ont en effet montré une hyperactivité de cette zone chez des patients dépressifs, et une normalisation de celle-ci par un traitement efficace, quelle que soit sa nature (médicaments, psychothérapie, électrochocs...). S'appuyant sur ces données d'imagerie fonctionnelle, la neurologue Helen Mayberg et le neurochirurgien Andres Lozano de Toronto – celui-là même qui a décrit les effets de la stimulation cérébrale profonde sur la mémoire** – ont initié une étude pilote pour évaluer les effets d'une stimulation cérébrale profonde au niveau du cortex subgénual.

Six patients souffrant d'une dépression majeure, résistante aux traitements habituels, ont été inclus. Une rémission a été obtenue chez cinq d'entre eux[24]. Ces chercheurs ont ensuite continué à explorer cette voie chez une vingtaine de dépressifs, obtenant là encore des résultats encourageants.

D'autres équipes ont testé avec succès d'autres cibles, comme le noyau accumbens, bien connu pour son implication dans le circuit de la récompense. Au

---

* Situé en profondeur des lobes frontaux, ce cortex est considéré comme une plaque tournante du circuit de la dépression. Très riche en récepteurs cellulaires à la sérotonine, cette aire est directement connectée à l'amygdale, noyau qui intervient dans la peur et dans l'anxiété, et à l'hypothalamus, impliqué dans les réponses au stress. Ces régions échangent des signaux avec l'hippocampe, centre de la mémoire et l'insula, où sont traitées les perceptions et émotions.

** Voir p. 200.

total, une vingtaine de petits essais cliniques ont ainsi été réalisés, avec des résultats positifs chez 60 à 70 % des patients, note le *New Scientist* dans une enquête publiée en octobre 2015[25].

La stimulation cérébrale profonde peut-elle dès lors, être considérée comme une option thérapeutique à part entière pour les dépressions résistantes ? Pour être reconnue par les autorités sanitaires (Food and Drug Administration aux États-Unis, Agence européenne du médicament), un pas essentiel reste à franchir. Comme pour un médicament, il ne suffit pas de montrer des bénéfices cliniques chez des patients, dans des études dites ouvertes, pour une mise sur le marché. L'efficacité et la bonne tolérance doivent être évaluées par des études randomisées contrôlées, c'est-à-dire comparant le traitement à une thérapie ayant déjà fait la preuve de son efficacité. Avec la technique de stimulation cérébrale profonde, deux types de protocoles sont possibles, car le patient ne ressent pas directement la stimulation.

Soit, comme c'est souvent le cas dans les essais contrôlés, la moitié seulement des participants bénéficie d'un traitement, l'autre moitié ayant une intervention blanche (chirurgie placebo). Le choix se fait par tirage au sort. Ce type d'étude est très rare, car peu de patients sont prêts à accepter une « chirurgie fantôme » qui, par ailleurs, pose des questions éthiques.

Soit chaque individu est son propre témoin : la stimulation inactive dans un premier temps (électrodes sur « off ») devient ensuite effective, ou l'inverse. Dans les deux cas, l'essai s'effectue en double aveugle c'est-à-dire que ni le médecin investigateur ni les patients ne savent quel est le traitement réellement administré.

À grande échelle, des résultats déprimants

Dans le cas de la dépression, les résultats des « petits » essais ont convaincu deux fabricants de stimulateurs, St Jude Medical et Medtronic, d'investir des millions de dollars pour monter deux essais contrôlés, souligne le *New Scientist*. Mais en 2015, dix ans après les espoirs suscités par les premiers succès obtenus par l'équipe d'Helen Mayberg, l'enthousiasme est retombé. Les deux études ont échoué. La première, financée par Medtronic, avait inclus 30 patients souffrant de dépression sévère, dont la moitié ont réellement bénéficié d'une stimulation cérébrale profonde au niveau du striatum. Dans le deuxième groupe, l'intervention était blanche, c'est-à-dire simulée (on parle aussi de chirurgie placebo ou « sham surgery »). Après seize semaines, aucune différence statistiquement significative entre les deux groupes n'a pu être mise en évidence, écrivent Darin Dougherty du Massachusetts Hospital et ses collègues dans leur article publié en 2015 dans la revue *Biological Psychiatry*26. L'étude financée par St Jude Medical, l'un des principaux fabricants de pacemakers, qui étudiait les effets de la stimulation au niveau de l'aire 25 de Brodmann, n'avait pas encore été publiée au moment où ce livre était sous presse. Mais elle aurait été stoppée prématurément compte tenu des faibles chances de succès. Le traitement se serait montré inefficace, et aurait même aggravé l'état de certains patients…, souligne le *New Scientist*[27]. Pour les fabricants, les médecins et surtout les patients, le coup est rude, mais tous les espoirs ne sont pas anéantis.

« À première vue, les résultats de ces études pourraient être considérés comme une crise pour l'ensemble du domaine des thérapies de neurostimulation pour la dépression. Ces essais font-ils une démonstration convaincante qu'une stimulation cérébrale profonde est inefficace et cliniquement inutile pour le traitement de la dépression majeure ? Je crois que ce sont des exemples d'études qui ont échoué, pas des traitements qui ont échoué », écrit dans un éditorial associé à l'article de *Biological Psychiatry* le Dr Thomas E. Schlaepfer, psychiatre de l'hôpital de l'université de Bonn, en Allemagne. La sélection des patients était-elle inadaptée ? La cible mal choisie[28] ?

Les chercheurs devront maintenant analyser les causes de ces échecs, s'ils veulent programmer de nouvelles études. Une chose est sûre, la stimulation cérébrale profonde ne sera pas reconnue comme traitement des dépressions résistantes avant de nombreuses années.

Opérer le cerveau pour stimuler l'appétit ?

Depuis des décennies, l'anorexie mentale défie médecins et chercheurs. Les symptômes cliniques de ce trouble du comportement alimentaire, qui touche 1 à 2 % des jeunes filles, sont parfaitement définis. L'anorexie se révèle le plus souvent à l'adolescence, et commence toujours par une restriction alimentaire. Celle-ci peut s'associer à d'autres troubles alimentaires (éviction de certains aliments, phases boulimiques, vomissements induits...), qui conduisent à un amaigrissement et une aménorrhée – absence de règles –, deux autres signes cardinaux de la maladie.

Une distorsion de la perception de soi – avec en particulier une perturbation de l'image du corps et un refus de reconnaître sa maigreur – et de l'estime de soi (sentiment d'avoir le contrôle sur son corps, hantise de grossir) fait partie du tableau clinique.

D'autres symptômes sont souvent présents : hyperactivité, surinvestissement intellectuel, anxiété, phobies, troubles obsessionnels compulsifs, addictions...

Mais si les symptômes sont caractéristiques, les mécanismes en cause restent encore flous, et la prise en charge souvent longue et difficile. Or, l'anorexie peut être un trouble sévère, voire mortel.

« À terme, la moitié des personnes soignées pour une anorexie mentale à l'adolescence guérissent, un tiers est amélioré, 21 % souffrent de troubles chroniques et 5 % décèdent, écrit l'Inserm dans un dossier consacré à ce trouble du comportement alimentaire. La mortalité est maximale l'année qui suit la sortie d'hospitalisation des patientes. Elle est due aux complications somatiques dans plus de la moitié des cas (le plus souvent un arrêt cardiaque), à un suicide dans 27 % des cas et à d'autres causes dans 19 % des cas. Le taux de suicide associé à l'anorexie est le plus important de toutes les maladies psychiatriques. »

Jusqu'ici, aucun médicament n'a démontré son efficacité. Mais les techniques de neuromodulation, par stimulation cérébrale profonde ou par stimulation magnétique transcrânienne* – une méthode non chirurgicale –, actuellement en cours d'évaluation, pourraient bien changer la donne pour certaines patientes.

Ces approches s'inscrivent dans la conception actuelle de l'anorexie – et d'ailleurs de la plupart des maladies mentales – comme un dysfontionnement de circuit cérébral. Des études de génétique et de neuroimagerie suggèrent des atteintes au niveau des processus émotionnels, du circuit de la récompense et de la perception corporelle.

L'idée d'une intervention chirurgicale sur le cerveau pour lutter contre une anorexie est cependant née bien avant les IRM fonctionnelles et autres PET scan, puisque la première publication date de 1950.

Durant les années 1960, dans la vague des interventions chirurgicales pour « soigner » les maladies psychiatriques, de rares équipes ont opéré des jeunes femmes avec une anorexie très sévère, justifiant cette approche par l'analogie existant entre ces filles qui, parfois pèsent et trient inlassablement leur nourriture et les malades souffrant de TOC.

Leurs gestes opératoires, principalement des leucotomies**, auraient entraîné une reprise de poids chez certaines des patientes, mais l'hétérogénéité des cas et les informations très parcellaires les concernant

---

* Voir p. 247.
** Voir p. 159.

rendent les résultats aujourd'hui difficilement inter-prétables.

Dans les années 2000, plusieurs cas d'amélioration des symptômes d'anorexie chez des patients traités par une stimulation cérébrale profonde pour des TOC ou une dépression ont relancé la piste neurochirurgicale. En 2012, une équipe chinoise de Shanghai a publié une première série de cas concernant 4 adolescentes de quatorze à seize ans anorexiques, faisant état de résultats très positifs. En stimulant le noyau accumbens, impliqué dans le circuit de la récompense*, Wu et ses collègues ont obtenu une rémission dans ces 4 cas. L'indice de masse corporelle a augmenté en moyenne de 65 %, passant de 11,9 kg/m^2 avant l'intervention à 19,6 trois ans plus tard ; (la normale étant de 18 à 25) et ces 4 jeunes filles ont à nouveau eu leurs règles[29].

Cibler le circuit de la récompense pour traiter l'anorexie

En 2013, des chercheurs de Toronto, sous la houlette du neurochirurgien Andres Lozano, ont publié la première étude pilote à ce sujet, dans la revue britannique *The Lancet*30. Ce papier, bien que portant sur seulement 6 patientes, a eu un large écho dans les médias nord-américains. Le Dr Nir Lipsman et ses collègues se sont focalisés sur le cortex subgénual, une cible que cette équipe canadienne, nous l'avons vu, étudie aussi dans la dépression.

Contrairement à d'autres équipes qui rapprochent l'anorexie des TOC, leur approche a été de

---

* Voir p. 283, figure 8.

considérer ce trouble du comportement alimentaire avant tout comme un trouble des émotions et de l'humeur, proche de la dépression. Leur essai a inclus 6 femmes âgées de vingt-quatre à cinquante-sept ans, qui souffraient d'une anorexie qualifiée de réfractaire depuis de nombreuses années. Avec un recul de neuf mois, 3 d'entre elles ont augmenté significativement leur indice de masse corporelle et gagné en qualité de vie, estiment ces auteurs canadiens. Un seul effet secondaire grave de la stimulation cérébrale profonde – une crise d'épilepsie – a été à déplorer. L'équipe mène désormais une étude avec un plus grand nombre de participantes. « Nous en sommes à 19 et l'essai continue. Jusqu'ici, le traitement est bien toléré et il est bénéfique pour beaucoup de patientes, mais pas toutes », indique le Pr Lozano*. Plusieurs autres essais de stimulation cérébrale profonde sont en cours, avec des cibles diverses, notamment en Chine et en Angleterre.

De vertigineuses questions éthiques

Ces interventions chirurgicales soulèvent des interrogations éthiques. Qu'en est-il du consentement éclairé dans une pathologie comme l'anorexie où le déni de la maladie fait partie intégrante des troubles ? Opérer le cerveau pour une anorexie est-il concevable chez des mineures, dans des situations extrêmes considérées comme des urgences médicales ?

---

* Entretien par mail le 15 décembre 2015.

Ces approches soulèvent aussi des questions phi-losophiques vertigineuses : peut-on imposer un désir pour de la nourriture ? À quel degré des traitements neurochirurgicaux modifient-ils la personnalité d'in-dividus chez qui l'anxiété et les fausses croyances sur l'image corporelle font partie intégrante de l'identité ?

Les séances de stimulation magnétique trans-crânienne (rTMS)*, une technique qui permet de moduler l'activité neuronale grâce à un aimant externe, sont moins discutables sur le plan éthique. Le principe, la neuromodulation, est le même que celui de la stimulation cérébrale profonde. La rTMS a l'avantage de ne pas nécessiter d'intervention chirurgicale, mais l'inconvénient d'être moins pré-cise, et d'agir surtout en surface du cerveau sans pou-voir atteindre les noyaux profonds. À l'étude dans de nombreuses pathologies neuropsychiatriques, elle a été validée pour les dépressions résistantes.

Addictions : des cas spectaculaires de sevrage observés fortuitement

L'arrivée des techniques de stimulation cérébrale profonde, réversibles et modulables, a relancé ce champ d'investigation controversé. Depuis une dizaine d'années, des cas d'amélioration d'une dépendance à tel ou tel produit ont été découverts fortuitement, chez des patients stimulés pour une autre patholo-gie. Et plusieurs essais cliniques sont désormais en

---

* Voir p. 247.

cours pour évaluer quelle pourrait être la place de cette stratégie thérapeutique dans la lutte contre les addictions, par rapport aux autres prises en charge : médicaments dont les traitements de substitution, psychothérapies… Pour l'heure, la chirurgie fonctionnelle des toxicomanies n'en est cependant qu'à un stade expérimental, et les spécialistes prônent la plus grande prudence.

Parallèlement, des chercheurs tentent d'élucider les mécanismes cérébraux en jeu dans les comportements d'addiction, en étudiant des modèles animaux, et en analysant le cerveau de toxicomanes en imagerie fonctionnelle.

Alcool, tabac, cannabis, héroïne, cocaïne… Dans les pays riches comme dans ceux en voie de développement, les addictions sont devenues un épineux problème de santé publique, avec des répercussions majeures sur le plan médical, économique et social.

Le fardeau des dépendances aux produits légaux est colossal. À lui seul, l'alcool est le troisième facteur de risque de décès prématuré et d'incapacité dans le monde, selon l'Organisation mondiale de la santé. « En 2012, près de 3,3 millions de décès, soit 5,9 % de la totalité des décès dans le monde, étaient attribuables à la consommation d'alcool, précise l'organisation onusienne. L'usage nocif de l'alcool peut également avoir des effets sur d'autres personnes, telles que les membres de la famille, l'entourage, les collègues ou des étrangers. En outre, il a des effets sanitaires, sociaux et économiques importants sur la société en général. La consommation d'alcool est un facteur étiologique dans plus de 200 maladies et traumatismes. » Dans des pays comme la France, 8 à 9 % de la population adulte serait dépendante à l'alcool.

Les conséquences de l'addiction au tabac sont également dramatiques. « La consommation de tabac est l'une des plus graves menaces ayant jamais pesé sur la santé publique mondiale », affirme même l'Organisation mondiale de la santé en soulignant que près de 80 % du milliard de fumeurs que compte la planète vivent dans des pays à revenu faible ou intermédiaire, là où la charge de morbidité et de mortalité liée au tabac est la plus lourde.

Au total, selon l'OMS, le tabac « tue près de 6 millions de personnes chaque année. […] La moitié des consommateurs actuels mourront d'une maladie liée au tabac ».

Les données concernant les substances illégales (cannabis, opioïde, cocaïne, stimulants de type amphétamine…) sont tout aussi inquiétantes. L'usage problématique de drogues – qui renvoie aux consommateurs réguliers et aux personnes souffrant de troubles liés à l'usage de drogues ou de dépendance – reste stable et concerne entre 16 millions et 39 millions d'individus, selon le rapport mondial sur les drogues 2014 de l'office des Nations unies contre la drogue et le crime (ONUDC).

Une réduction de la consommation de drogue sans aucun effort

C'est en 2005 que sont rapportés ce qui paraissent être les premiers cas d'amélioration d'une dépendance grâce à une stimulation cérébrale profonde, par une équipe française. Ces observations concernent deux jeunes patients atteints d'une maladie de Parkinson, associée à un syndrome sévère de dysrégulation à la dopamine*. Après la mise en place d'électrodes de stimulation cérébrale profonde au niveau du noyau subthalamique pour traiter leurs symptômes moteurs, Tatiana Witjas et ses collègues du CHU de Marseille ont la surprise de constater une amélioration notable des troubles comportementaux liés au syndrome de dysrégulation à la dopamine, ainsi qu'une « abolition totale de l'addiction au traitement dopaminergique[31] ». En outre, l'un des deux patients, avec un alcoolisme chronique, est sevré de cette dépendance.

Quelques mois plus tard, des médecins allemands de Cologne publient une autre observation étonnante, qui va dans le même sens. Il s'agit d'un homme de cinquante-quatre ans qui depuis l'adolescence souffre d'agoraphobie** avec des crises de panique qui ont un impact considérable sur sa vie sociale. Ses troubles, qui l'ont conduit à l'hôpital à plusieurs reprises, ont résisté à tous les traitements entrepris, et l'ont rendu dépressif et alcoolique. Il consomme de l'alcool presque tous les jours, en commençant dès le matin, et absorbe en moyenne dix

---

* Décrit chez les malades parkinsoniens, ce syndrome peut associer plusieurs troubles qui surviennent de façon répétitive. Il s'agit notamment de jeu compulsif, d'hypersexualité, d'achats compulsifs et d'usage compulsif de la dopamine, avec un besoin d'augmenter excessivement les médicaments contenant ces neurotransmetteurs (par rapport à la dose requise pour le traitement des troubles moteurs).

** Peur des lieux publics, des espaces dont il est difficile de s'échapper et par extension peur de la foule.

boissons quotidiennes. Devant la sévérité des symptômes anxieux, le psychiatre Jens Kuhn et ses collègues de Cologne lui proposent un essai thérapeutique de stimulation cérébrale profonde, visant les noyaux accumbens – des structures cérébrales au cœur du circuit de la récompense.

Cette approche va se révéler peu efficace sur ses troubles anxiodépressifs, mais remarquable sur son problème d'alcool. Alors qu'il n'a aucune motivation particulière pour lutter contre son addiction, l'homme réduit rapidement et drastiquement sa consommation de boissons alcoolisées. « Douze mois après le début de la stimulation cérébrale profonde, le patient ne consomme plus de l'alcool qu'occasionnellement, précise Jens Kuhn dans un article scientifique[32]. Dès le premier mois de traitement, les jours sans alcool prédominent, il n'y a plus d'épisode d'alcoolisation excessive, et la quantité consommée ne dépasse pas un à deux verres par jour. » Un résultat d'autant plus spectaculaire qu'il est obtenu sans effort. Le patient déclare ne plus avoir le désir de boire et raconte même que son « besoin pressant » (*craving*) de boissons alcoolisées a disparu avec la stimulation.

Suite à cette découverte fortuite, d'autres médecins allemands, de l'université de Lübeck et de Magdebourg, ont appliqué ce même traitement, la stimulation cérébrale profonde au niveau du noyau accumbens, à 5 patients atteints d'une dépendance sévère à l'alcool. Avec un suivi moyen de plus de trois ans, tous ont eu une amélioration notable et durable du *craving*, cette envie irrésistible de boire. « Deux patients sont restés abstinents pendant plus de quatre années, et la stimulation cérébrale profonde a été bien tolérée, sans effets secondaires persistants », précisent le Dr Voges et ses collègues dans leur article publié dans *World Surgery* en 2013[33].

Une perte de poids
et un servage tabagique inespérés

En visant ce même noyau accumbens, chez une femme de quarante-sept ans souffrant de troubles obsessionnels compulsifs sévères, associés à une obésité et une dépendance au tabac, l'équipe néerlandaise de Damiaan Denys a, elle, observé une perte de poids et un sevrage tabagique[34]. Là encore, les résultats sur l'addiction ont été obtenus sans effort particulier de la patiente. Selon les chercheurs hollandais, cette observation soutient l'idée d'une compulsivité avec un circuit qui serait commun dans la quête de différents types de récompense. Elle suggère aussi que la stimulation cérébrale profonde du noyau accumbens pourrait être un traitement possible des patients avec une dépendance ne répondant pas aux traitements habituels.

Un peu partout dans le monde, des équipes ont rapporté des cas de réduction ou d'arrêt de la consommation de diverses drogues : héroïne, cocaïne… Les effets sont parfois remarquables, troublants, comme chez cet homme, dépendant à la cocaïne depuis quatorze ans.

La prise de cocaïne moins plaisante

Quand Goncalves-Ferreira et ses collègues portugais ont implanté les électrodes dans le noyau accumbens et le bras antérieur de la capsule interne de ce patient, il a déclaré : « Les shoots provoqués par la cocaïne sont beaucoup moins intenses et j'ai moins de plaisir qu'auparavant à en prendre, je deviens capable de stopper ma consommation même après une première dose[35]. »

Des résultats positifs ont aussi été rapportés dans le cadre d'addictions sans substance tel le jeu pathologique, ou certains troubles du comportement alimentaire. « Une vingtaine de patients ont été suivis après stimulation du noyau sous-thalamique. L'indication principale dans tous ces cas était une maladie de Parkinson, souligne Julien Bailly du CHU de Genève[36]. Dans une série de 7 patients, les auteurs rapportent une résolution du comportement de jeu pathologique dans tous les cas, mais une autre série de 19 patients, incluant aussi des cas de dysrégulation dopaminergique, observait des résultats divergents sans conclusion ferme. »

Comme pour d'autres pathologies, la question de la cible la plus adéquate fait encore débat. « Le noyau accumbens prend son sens basé sur un dysfonctionnement du système de récompense dans le modèle animal ; il reste des questions quant à la sélectivité de l'effet sur les symptômes de l'addiction. Le noyau sous-thalamique comme cible dans l'addiction se justifie par une diminution de la motivation pour l'auto-administration, notamment de la cocaïne », poursuit Julien Bailly.

État de stress post-traumatique : combattre les traumas au cœur du cerveau

Aux États-Unis, l'état de stress post-traumatique (ESPT) évoque immédiatement les troubles psychiques rencontrés par les vétérans de la guerre du Vietnam ou d'Afghanistan. Mais ce syndrome très handicapant, souvent associé à une dépression ou une addiction et corrélé à un risque accru de décès par suicide, peut faire suite à bien d'autres événements traumatisants : attentat, catastrophe naturelle, accident, viol...

Au cours de son existence, plus d'un individu sur trois est exposé à de telles circonstances, mais seule une minorité développe un état de stress post-traumatique.

Les signes d'alerte, très nombreux, se divisent en trois catégories. Il y a d'abord des reviviscences répétées de l'événement traumatisant, avec flash-backs et cauchemars. L'ESPT se caractérise aussi par des symptômes d'évitement, avec maintien à distance des situations et des lieux pouvant rappeler le traumatisme, et phénomène d'anesthésie psychique avec perte d'intérêt pour les activités auparavant appréciées. Enfin, les patients souffrent d'un état de tension permanent, avec anxiété et troubles du sommeil, signes qui correspondent à une hypertonie du système neurovégétatif. Le diagnostic ne peut être porté que lorsque les symptômes durent depuis plus d'un mois.

Jusqu'ici peu de traitements ont prouvé leur efficacité. Les psychothérapies sont la thérapeutique de première intention, et deux approches sortent du lot. Il s'agit, d'une part, des thérapies comportementales et cognitives (TCC) centrées sur le traumatisme telles les thérapies d'exposition prolongée, qui consistent à se confronter à la situation traumatisante – dans le cadre d'un protocole médical précis –, afin de s'y habituer et de devenir moins réactif. Il s'agit d'autre part de l'EMDR (Eyes Movement Desensibilization and Reprocessing), un modèle de psychothérapie qui fait appel à des stimulations sensorielles notamment visuelles.

La prise en charge peut aussi comporter des médicaments antidépresseurs. De nombreuses molécules sont à l'essai pour soigner, voire prévenir l'ESPT. Ainsi du propanolol, un médicament largement utilisé en cardiologie. Ce produit, qui appartient à la famille des bêtabloquants, est souvent présenté comme pouvant effacer les souvenirs traumatisants. En réalité, il agirait plutôt en réduisant l'émotion associée à l'événement traumatisant.

L'état de stress post-traumatique, atteinte du circuit de la mémoire

Dans les années à venir, l'arsenal thérapeutique devrait s'enrichir, grâce aux connaissances acquises avec les modèles animaux et les études cliniques, notamment en imagerie. Peu à peu, les mécanismes neurobiologiques de cet étrange syndrome se dévoilent. Des atteintes du circuit de la mémoire ont ainsi été mises en évidence.

En comparant des individus atteints d'ESPT à des personnes exposées au même traumatisme mais indemnes de ce syndrome, des chercheurs ont retrouvé une activité accrue de l'amygdale (structures cérébrales impliquées notamment dans la mémoire émotionnelle), et un dysfonctionnement de l'hippocampe – qui intervient dans la mémoire déclarative, celle qui nous permet de stoker des données que nous pouvons faire émerger consciemment et que nous exprimons par le language.

D'où l'idée d'inhiber le débordement d'activité de l'amygdale par une stimulation cérébrale profonde à haute fréquence à ce niveau. Le concept a été validé par plusieurs expériences sur des modèles d'ESPT chez des rongeurs. Une étude clinique a démarré en 2014 aux États-Unis. Elle prévoit d'inclure six vétérans atteints d'un ESPT chronique (durant depuis plus de cinq ans) et résistant aux traitements habituels. Les volontaires seront suivis pendant deux ans après la mise en place des électrodes profondes. Les résultats ne seront pas connus avant 2018.

8.

Doit-on aujourd'hui encore
détruire du tissu cérébral ?

Maintenant que les médecins disposent avec la stimulation cérébrale profonde d'un outil ayant des effets cliniques réversibles et adaptables, la question se pose de la place qui peut être laissée aux anciennes techniques chirurgicales détruisant le tissu cérébral, notamment dans des indications controversées comme l'addiction.

Destruction d'une partie du circuit
de la récompense chez des héroïnomanes

Officiellement, les interventions de destruction (plus souvent appelées de « lésion », d'« ablation » ou de « thermocoagulation ») du tissu cérébral dans le traitement de l'addiction sont interdites en Russie depuis 2002 et en Chine depuis 2004.

Des publications scientifiques montrent cependant que dans l'Empire du milieu ces interventions se poursuivent[1] et consistent en des lésions d'un des centres du « circuit de la récompense » : le nucleus accumbens*. Dans l'un de ces récents articles[2], des chercheurs chinois rapportent les effets de l'intervention pour un sevrage aux opiacés chez 65 morphinomanes. Pour 80 % de ces patients, le résultat a été considéré comme excellent (absence de rechute). Il a été coté bon (rechute occasionnelle) chez 10 %, et médiocre (absence de sevrage) chez 10 %. L'article précise que tous ces morphinomanes étaient également de gros fumeurs et qu'ils ont, tous, diminué leur consommation de tabac. Curieusement, les auteurs ne donnent aucune information sur l'état neuropsychologique de ces individus, leurs traits de personnalité, leur situation conjugale et professionnelle avant et après le geste de destruction des nucleus accumbens. On sait pourtant que ces noyaux sont au cœur de la circuiterie cérébrale nous permettant d'éprouver du plaisir, qu'il s'agisse de celui induit par une drogue, ou de toutes les sensations plaisantes que peut nous procurer l'existence… Des zones d'ombre que nous avons signalées dans une lettre à l'éditeur de cette revue[3].

Quand les Chinois ont fait leur état des lieux, ils ont recensé 17 centres où ces interventions de neurochirurgie pour addiction étaient pratiquées, et 1 167 patients en avaient bénéficié, précisent G Gao et X Wang[4]. Pour étudier les résultats à long terme,

---

* Voir p. 283, figure 8.

150 d'entre eux ont été sélectionnés, et 120 ont accepté. Selon les médecins chinois, le bilan serait plutôt positif. La moitié des individus interrogés n'avaient pas rechuté, et leur qualité de vie était globalement meilleure que celle de toxicomanes non opérés : 75 % d'entre eux avait un travail régulier, et 85 % étaient indépendants financièrement. Quant aux complications spécifiques ou aspécifiques de l'intervention, leur taux était inférieur à 10 % et la plupart se sont résolues ou améliorées.

La majorité des neurochirurgiens restent cependant dubitatifs devant le bien-fondé d'une chirurgie lésionnelle, donc irréversible, pour lutter contre une addiction, si handicapante soit-elle.

Des interventions lésionnelles chez des adolescentes anorexiques

Pour traiter l'anorexie, des équipes, en particulier chinoises, continuent également de proposer des interventions chirurgicales dites lésionnelles, éventuellement associées à une stimulation cérébrale profonde. Entre octobre 2005 et octobre 2013, Bomin Sun à Shanghai et ses collègues ont ainsi réalisé une capsulotomie* chez 150 patientes anorexiques, la plus jeune ayant treize ans, avec une amélioration des symptômes chez 85 % d'entre elles, rapportent-ils dans leur ouvrage[5]. Ils notent cependant des effets secondaires à court terme (incontinence, troubles du

---

* Voir p. 106.

sommeil, désorientation...) généralement réversibles en un mois. Pour ces praticiens chinois, une faible proportion de patients, moins de 5 %, aurait subi des effets indésirables à long terme, gênant la vie quotidienne : troubles de la mémoire, fatigue, prise de poids excessive, changements de personnalité...

Selon eux, « les données suggèrent que la chirurgie est une option viable pour les anorexies réfractaires, qui peut alléger les souffrances et améliorer la qualité de vie de patients avec cette pathologie handicapante ». D'autres équipes se lanceront-elles dans des études contrôlées, comparant le devenir des participants qui ont bénéficié d'une chirurgie à celui d'un groupe sans traitement actif, pour confirmer ces résultats très préliminaires ?

Agressivité : des interventions efficaces ou trop agressives ?

Un trouble du comportement comme l'agressivité peut-il relever d'une intervention chirurgicale ? Quatre décennies après le bannissement des techniques de psychochirurgie dans la plupart des pays du monde, suite à de graves dérives*, la question est à nouveau posée, principalement par les techniques de stimulation cérébrale profonde, qui sont réversibles et modulables. Mais comme nous allons le voir, des interventions lésionnelles pour agressivité pathologique sont toujours pratiquées dans certains pays.

---

* Voir p. 121.

La chirurgie de l'agressivité pathologique naît au Japon dans les années 1960, sous l'impulsion du Dr Hirotaro Narabayashi. Ce neurochirurgien nippon, l'un des pionniers de la technique de stéréotaxie (qui permet de se repérer plus précisément dans le cerveau*), se lance dans des interventions de destruction des amygdales cérébrales**. Au début, la procédure est réservée à des patients souffrant aussi d'épilepsie ou qui ont des anomalies à l'électroencéphalogramme, puis elle est ensuite proposée plus largement à des individus avec une agressivité incontrôlable, écrivent Ralph Koeck et ses collègues dans un article scientifique[6].

Plus de 1 000 personnes opérées pour un comportement agressif

Après ces premières expériences, « d'autres auteurs rapportent leurs résultats pour le traitement de l'agressivité, et plus d'un millier de patients sont traités, poursuivent les médecins américains. Globalement, l'amélioration des symptômes va de 33 à 100 %, la plupart des équipes faisant état d'une amélioration de 70 à 85 % ». À cette époque, l'amygdale est abordée par voie frontale, et complètement détruite par injection de cire, d'alcool ou par radiofréquence. Ce noyau cérébral n'est cependant pas la seule cible des chirurgiens pour réduire l'agressivité.

---

* Voir p. 91.
** Voir p 104, figure 4.

Certains comme le Japonais K Sano, interviennent au niveau de l'hypothalamus. C'est également cette cible qui est retenue par l'équipe allemande de Diekmann et Hassler pour traiter des prisonniers violents condamnés pour viol. Avec succès selon le chirurgien et professeur d'histoire de la médecine américain Miguel Faria[7]. « Certains de ces criminels avaient été pressentis pour une castration chirurgicale, mais ils ont finalement opté pour une psychochirurgie », précise-t-il.

Dans ces années 1960-1970, les gestes opératoires sont loin d'être discrets : « La taille d'une lésion correspond à 10 à 20 fois le diamètre des électrodes de stimulation cérébrale profonde actuellement utilisées », soulignent Ralph Koek et ses collègues. Étonnamment, cette chirurgie mutilante semble toutefois plutôt bien supportée. C'est en tout cas ce que prétendent dans leurs comptes rendus les équipes chirurgicales. Dans sa série de 60 cas, Narabayashi ne décrit aucune perturbation psychologique, tout au plus une faiblesse chez un patient qui a disparu trois semaines après l'opération. Une équipe australienne signale de son côté 7 complications suite à ses 18 interventions : 4 patients ont commencé à présenter des crises d'épilepsie, et 3 ont souffert d'hypersexualité (sexualité compulsive).

Des opérations
chez des enfants de six ans

Plus inquiétant encore, ces opérations discutables ne sont pas réservées aux agressivités des adultes mais pratiquées *larga manu* chez des enfants, parfois très jeunes. « Ce sont sans doute des médecins de Madras (Inde) qui ont pratiqué la destruction de l'hypothalamus et de l'amygdale avec la plus grande ferveur, écrit le philosophe belge Jean-Noël Missa[8]. Suivant la voie tracée par les Japonais Sano et Narabayashi, les Indiens Balasubramaniam et Ramamurthi ont réalisé un nombre impressionnant d'interventions de ce type sur des enfants jugés agressifs ou "hyperkinétiques" [c'est-à-dire hyperactifs]. »

Et ces praticiens n'hésitent pas à rendre publiques leurs données, avec des critères de recrutement et d'évaluation qui ont de quoi faire frémir. « En 1988, Ramamurthi a présenté le bilan de ces interventions. Sur 1 774 opérations stéréotaxiques réalisées en vingt-huit ans, 603 avaient pour but de traiter des enfants de moins de quinze ans dont le comportement était jugé agressif, poursuit le philosophe belge. Au début, Ramamurthi n'opérait que de jeunes adolescents mais l'expérience aidant, il s'est mis à exercer son art sur des enfants de six ou sept ans qui avaient déjà reçu sans succès un traitement médical pendant au moins deux ans. Avec Sano, Ramamurthi estime qu'il est inutile de retarder l'opération, une intervention précoce donnant à l'enfant de meilleures chances de réinsertion. Une amygdalectomie bilatérale est d'abord réalisée. Et si cela ne suffit pas à calmer l'enfant, on complète le traitement par une hypotha-lamotomie postérieure unilatérale. Les résultats sont jugés bons dans 39 %, modérés dans 37 % des cas. Pour Ramamurthi, le résultat est bon lorsque l'enfant est devenu "calme et tranquille en dépit de provo-cations" ou lorsque la famille du patient se montre satisfaite de l'intervention. "La valeur incommensu-rable pour la famille est indiquée par la réponse des parents et des proches dont la qualité de vie s'est subitement améliorée, ainsi que par l'augmentation des demandes pour de telles opérations." » Bref, syn-thétise Jean-Noël Missa, Ramamurthi est convaincu de la valeur thérapeutique de la technique et, « avec une certaine candeur, il se demande pourquoi cette intervention ne connaît pas plus de succès : "Avec cette expérience, il est étrange de constater que ces opérations ne soient pas devenues plus populaires dans le milieu neurochirurgical occidental" ».

Unanimement condamnées par les comités d'éthi-que, les médecins et l'opinion publique, ces inter-ventions avaient semble-t-il totalement disparu de la surface du globe au début des années 2000. Mais comme dans d'autres domaines de la psychiatrie, l'avènement de la stimulation cérébrale profonde a rouvert ce champ de recherche.

En 2005, s'inspirant des travaux du Japonais Sano, Angelo Fronzini (Milan, Italie) et ses collègues posent des électrodes de stimulation cérébrale profonde au niveau de l'hypothalamus chez deux patients attar-dés mentaux, avec des comportements perturbateurs et agressifs qui ne réagissent pas aux traitements médicamenteux. Avec un an de recul, les résultats sont considérés comme positifs : les deux patients sont moins violents, leur qualité de vie est améliorée ainsi que leurs relations sociales, et ce sans effets secondaires graves, écrivent les médecins italiens dans leur article scientifique[9]. Confortée par ces premières expériences, l'équipe milanaise a poursuivi sa lancée. En 2013, elle avait ainsi traité 7 patients pour des problèmes d'agressivité, avec des effets positifs chez 6 d'entre eux sous forme de nette diminution de comportements agressifs et perturbateurs. Chez certains d'entre eux, les crises d'agressivité avaient même complètement disparu, et ils ont pu intégrer des communautés. De plus, lorsqu'une épilepsie était associée, elle était souvent améliorée par la neuromodulation.

Des équipes d'autres pays, Espagne notamment, ont récemment publié des résultats positifs de la stimulation cérébrale profonde sur de petites séries de patients avec une agressivité, éventuellement associée à une épilepsie réfractaire aux traitements médicaux.

Une piste pour soulager l'automutilation et améliorer l'autisme ?

Dans le même esprit, des praticiens allemands ont tenté une stimulation cérébrale profonde au niveau de l'amygdale chez un adolescent de treize ans avec des comportements d'automutilations mettant en danger sa vie. Le garçon, infirme moteur cérébral, était atteint d'une forme sévère d'autisme avec retard mental. Il ne parlait pas et ses interactions sociales étaient très limitées.

De surcroît, ses comportements d'auto-mutilation nécessitaient une contention quasi permanente. Malgré un traitement médicamenteux adapté, son sommeil nocturne était interrompu pratiquement toutes les heures par de longs épisodes de hurlements et d'automutilation.

Quand il a été vu à l'été 2009 par l'équipe de Cologne, ces comportements d'automutilation étaient tellement intenses et résistants aux traitements que les médecins craignaient pour sa vie. Dans ce contexte exceptionnel, une stimulation cérébrale profonde au niveau de l'amygdale a été proposée. Les comportements d'automutilation ont alors nettement régressé, selon les observations des parents et des médecins. Une amélioration à mettre clairement au crédit de la stimulation puisqu'une panne de batterie a entraîné une réaggravation de ses symptômes. Parallèlement, au cours des deux ans de suivi, l'équipe médicale et la famille ont aussi constaté un soulagement de certains symptômes clés de l'autisme. Son niveau d'anxiété est descendu, son sommeil s'est amélioré, et il a accepté de manger de nouveaux aliments. Il est devenu capable de prendre part à des activités qu'il n'avait jamais pu faire avant l'intervention, décrivent Volker Sturme et ses collègues dans leur publication de 2013[10].

Ainsi, il a pu se risquer à aller dehors avec son père et a commencé à apprécier des virées en voiture. Il a même découvert et exploré les possibilités du clavier électronique, dont il pouvait jouer jusqu'à trente minutes d'affilée. L'enfant a aussi progressé dans les interactions sociales, devenant capable de prononcer quelques mots.

« Ces résultats, obtenus pour la première fois chez un patient, confortent l'hypothèse selon laquelle l'amygdale a un rôle central dans le développement de l'autisme », soulignent les médecins allemands.

Au Mexique :
l'agressivité sous le bistouri des chirurgiens

Paradoxalement, les succès obtenus par la stimulation cérébrale profonde dans le domaine de l'agressivité ont aussi relancé la chirurgie lésionnelle. C'est ainsi qu'une équipe de l'hôpital général de Mexico a opéré une série d'une dizaine de patients pour une agressivité, dans un contexte de retard mental ou de schizophrénie. L'intervention a consisté en une destruction par électrocoagulation de deux zones : la capsule antérieure et le cortex cingulaire, ce dernier appartient au circuit limbique, essentiel pour la gestion des émotions. Les résultats publiés en 2011 dans une revue confidentielle (*Cirugia y Cirujanos*11, le journal de la société mexicaine de chirurgie), puis en 2012 dans une revue de référence de la profession, *Stereotactic and Functional Neurosurgery*12, sont décrits comme favorables avec quelques mois de recul. Mais l'étude va faire réagir la communauté internationale. Avec le Pr Jean Régis (CHU de Marseille) et le Dr Alexandre Weil (CHU de Montréal), l'un des deux auteurs de cet ouvrage – Marc Lévêque – écrit à la revue *Stereotactic and Functional Neurosurgery*13 pour faire part de nombreuses critiques méthodologiques et éthiques. Les cibles choisies par l'équipe mexicaine n'ont jamais fait l'objet de travaux préalables chez l'animal. Les deux séries publiées à un an d'intervalle se recoupent partiellement, et la description des effets secondaires et complications est plutôt floue. Quant aux effets de l'intervention sur l'agressivité, ils semblent positifs mais plus d'un patient sur deux a été perdu de vue…

Dans leur lettre à la revue, où ils s'interrogent sur une manipulation des données, les trois neurochirurgiens posent aussi la question du consentement à cette intervention, qui a concerné plusieurs mineurs et individus avec un faible QI. Les parents ont donné leur feu vert, mais dans un contexte d'agressivité, cela pose la question d'un éventuel conflit d'intérêts, soulignent les trois signataires. Dans *Le Monde*, d'autres spécialistes feront aussi fait part de leur scepticisme face à une telle approche. « La cingulotomie n'est qu'une version plus contrôlée et plus limitée anatomiquement que la lobotomie, qui fut appliquée à de nombreux comportements antisociaux. Nous sommes, ici, dans un lifting des mêmes concepts, avec la biologisation et la médicalisation d'un trouble social pour justifier l'absence de respect du consentement éclairé du patient », commente ainsi Hervé Chneiweiss, neurobiologiste et président du comité d'éthique de l'Inserm14. Fiacro Jimenez-Ponce, le premier auteur des travaux, également interrogé par *Le Monde*, a lui mis en avant une démarche « pragmatique face à des cas extrêmes et très rares ». Il a également justifié par les contraintes financières le choix d'une technique non réversible : « La stimulation cérébrale profonde coûte 40 000 dollars au patient. Sans compter 15 000 à 30 000 dollars pour un neurostimulateur, dont la durée de vie se limite à trois ou cinq ans. Mon intervention ne coûte que 500 dollars. » Face aux inquiétudes suscitées par ses recherches, il a toutefois affirmé les avoir suspendues, « afin d'analyser les résultats sur le long terme ».

Pas très loin du Mexique, en Colombie, une équipe médicochirurgicale d'un hôpital de Cali s'est elle lancée dans le traitement neurochirurgical de l'agressivité chez 5 patients dans un contexte de déficit intellectuel. Le plus jeune était âgé de quatorze ans. Bernardo Perez et ses collègues[15] sont intervenus au niveau de la partie postérieure de l'hypothalamus*, avec un Gamma Knife**. En présentant leurs résultats en 2014 à un congrès américain, les chirurgiens ont qualifié leurs résultats de favorables, avec une diminution de l'agressivité, une amélioration des tests de comportement et d'intelligence, et de la qualité de vie des familles. Aucune complication n'a été signalée. Le recul était cependant très limité dans le temps : six mois. Là encore, l'argument financier est mis en avant, le coût de cette procédure étant 60 à 80 % plus bas que celui d'un appareil de stimulation cérébrale profonde, selon ces praticiens colombiens.

Dans leur chapitre sur le traitement chirurgical de l'agressivité, issu de l'ouvrage *Neurosurgical Treatment for Psychiatric Disorders*16 Wei Wang and Peng Li ont retrouvé quelques autres cas et courtes séries de patients opérés pour une agressivité durant les quinze dernières années. Ils font ainsi état d'une cohorte chinoise de 16 patients opérés ayant un retard mental, avec une amélioration pour 14 cas d'après la publication dans une obscure revue

---

* Voir p. 133.
** Voir p. 109.

chinoise. Pour ces auteurs chinois, enthousiastes et peu critiques sur la qualité des publications, ces interventions permettent d'alléger les symptômes et de faciliter une thérapie comportementale post-chirurgicale. Des procédures chirugicales efficaces peuvent éviter aux patients de se faire du mal et de faire du mal aux autres, concluent-ils. Les questionnements éthiques semblent bien loin.

En Chine : des indications douteuses

C'est également en Chine qu'ont été réalisées une centaine d'interventions neurochirurgicales chez des patients schizophrènes[17]. Cette série, publiée en 2014 dans un journal spécialisé, a également retenu l'attention d'un des auteurs de cet ouvrage. En effet, depuis les années 1960, il est établi que l'intervention psychochirurgicale de capsulotomie* n'est d'aucune aide dans le traitement de cette pathologie mentale. Lorsque l'on regarde de plus près les détails de cette série, on y apprend que 94 % de ces malades étaient réputés agressifs... Nous avons donc écrit à l'éditeur[18] pour l'interroger sur ce pourcentage très élevé de comportements agressifs : « Alors que ce comportement n'est habituellement retrouvé que chez un schizophrène sur cinq[19]. Ce biais important pose la question suivante : ce geste a-t-il été plus volontiers proposé à des patients qui présentaient une menace pour la société ? Ce point nous paraît

---

* Voir p. 106.

d'autant plus important à éclaircir que seulement 58 des 100 patients ont été capables de donner, eux-mêmes, un consentement à cette intervention. À nos yeux, cette question importante soulève le problème éthique du conflit d'intérêts. Nous devons être d'autant plus attentifs à cette problématique que les auteurs ont fait le choix d'une intervention lésionnelle – irréversible – plutôt que de la stimulation cérébrale profonde (SCP) dont les effets sont adaptables et réversibles. »

Opérer le bégaiement

Est-il raisonnable d'aller opérer les noyaux profonds du cerveau pour un bégaiement ? C'est en tout cas ce qu'ont jugé quatre neurochirurgiens de l'université de Sichuan (Chine), en réalisant une intervention de capsulotomie antérieure bilatérale chez un homme de vingt-huit ans, qui souffrait d'un bégaiement invalidant depuis l'âge de sept ans, accompagné d'anxiété et de dépression depuis plusieurs années. Dans leur article rapportant ce cas clinique, publié en 2014 dans une revue spécialisée[20], les praticiens chinois soulignent que ce jeune homme et ses parents ont accepté cette opération dans l'espoir de pouvoir arrêter les traitements par médicaments antipsychotiques, et qu'ils l'ont préféré à une stimulation cérébrale profonde pour des raisons financières. Les résultats de cette approche thérapeutique, présentée comme inédite par ses auteurs, sont décrits comme largement positifs, avec une amélioration notable du bégaiement et des troubles anxieux et dépressifs, toujours présents avec un an de recul.

Succès ou escroquerie ? Dans une lettre à l'éditeur de la revue[21] trois médecins – dont l'un des auteurs de ce livre – ont relevé plusieurs éléments suspects dans la présentation de ce cas. Des informations importantes manquent dans la description du protocole, certaines données paraissent discutables. Ainsi, pourquoi, dans un contexte de recherche expérimentale, les auteurs ont-ils effectué une intervention lésionnelle, définitive, plutôt qu'une stimulation cérébrale profonde, réversible et ajustable ? « Le patient et sa famille ont opté pour la capsulotomie pour des raisons financières et dans l'espoir d'éviter la prise d'antipsychotiques », nous apprend l'article.

9.

La stimulation magnétique transcrânienne et autres stimulations atraumatiques

Moduler l'activité des neurones comme avec une technique de stimulation cérébrale profonde, mais sans ouverture du crâne ni anesthésie, grâce à un aimant externe. Quasi inconnue au début des années 1990, la stimulation magnétique transcrânienne répétitive (rTMS) est en pleine explosion. Cette méthode, d'autant plus séduisante qu'elle est atraumatique, est désormais testée dans de nombreuses applications en neurologie et en psychiatrie : accident vasculaire cérébral, dépression, schizophrénie, douleurs chroniques, état de stress post-traumatique, addictions… Elle serait même capable d'améliorer les performances intellectuelles, selon des études menées ces dernières années. Une possibilité qui fait fantasmer, mais soulève aussi les questions éthiques et philosophiques de la neuro-augmentation (*neuro-enhancement*).

Une drôle de bobine
pour moduler l'activité neuronale

Le principe de la rTMS est d'appliquer au contact du scalp une bobine qui émet un champ électromagnétique puissant, focalisé sur une petite surface, de l'ordre d'un centimètre carré. Les impulsions magnétiques sont transformées en impulsions électriques permettant, selon la fréquence utilisée, de stimuler ou d'inhiber les circuits neuronaux visés. Une basse fréquence (inférieure à 1 Hz) induit une inhibition, une fréquence élevée (supérieure à 5 Hz) une stimulation.

En pratique, l'opérateur délivre des trains d'impulsions de quelques secondes, séparés par des pauses. Au total, plusieurs centaines à plusieurs milliers d'impulsions sont délivrées lors d'une séance, sans douleur ou presque pour le patient.

Contrairement à la stimulation cérébrale profonde, où l'activité des neurones est directement modulée par les électrodes implantées, la rTMS agit indirectement sur les cellules nerveuses, après avoir traversé la peau, l'os et les méninges. Les effets se concentrent principalement au niveau de la couche la plus superficielle du cerveau, le cortex. En pratique, le courant électrique ne peut cependant guère pénétrer au-delà de deux centimètres de profondeur.

Un système de neuronavigation – une sorte de GPS permettant de s'orienter à la surface du crâne en devinant les zones du cortex sous-jacent – peut être employé pour repérer la zone à stimuler. Différents systèmes ont été testés, qui font appel à une IRM cérébrale. « De nombreuses études ont utilisé la rTMS de façon empirique pour stimuler le cerveau, en observant les effets comportementaux que produisaient les stimulations. L'association de l'imagerie cérébrale et de la rTMS permet d'approfondir la compréhension de la physiologie de ces effets et d'agir de façon plus précise sur les fonctions que l'on cherche à modifier », résume Marie-Laure Paillère-Martinot, coauteur d'un livre de référence sur cette technique[1].

Une histoire électrisante

Si la stimulation magnétique transcrânienne est considérée comme une technique moderne, dont les possibilités sont encore loin d'être explorées, elle trouve ses racines dans le principe de l'induction électromagnétique* décrit en 1831 par le Britannique Michael Faraday, à l'issue d'une série d'expériences.

Il faudra cependant attendre plus d'un demi-siècle après la découverte de ce physicien et chimiste pour voir s'esquisser une première application au niveau du cerveau.

En 1896, Jacques Arsène d'Arsonval, médecin et fondateur de l'école supérieure d'électricité de Paris, convainc des volontaires d'introduire leur tête dans

---

* Phénomène physique par lequel un courant électrique est induit dans un circuit, grâce à un champ magnétique. L'induction électromagnétique a de nombreuses applications : plaques à induction, transformateurs électriques, recharge de batterie d'appareils (comme les brosses à dents électriques) par l'intermédiaire d'un support…

une puissante bobine magnétique. Il déclenche ainsi des magnétophosphènes, c'est-à-dire des phosphènes (sensation de lumière ou de taches dans le champ visuel), des vertiges voire des syncopes. « Ces résultats furent répliqués, entre autres, en 1902 par Bertholg Beer à Vienne (qui, avec Adrian Pollacsek, propose d'utiliser la stimulation magnétique pour le traitement de la "dépression et des névroses" par passage des vibrations dans le crâne), puis en 1910, par Silvanus Thompson qui réalise un travail similaire en exposant la tête de volontaires à des variations de champ magnétique atteignant 140 mTesla à 50 Hz », note Christophe Daudet, toujours dans l'ouvrage de référence sur la rTMS[2].

Ironie de l'histoire, il paraît aujourd'hui vraisemblable que les magnétophosphènes et plus particulièrement les phosphènes observés à l'époque n'étaient pas dus à la stimulation du cortex visuel mais à celle de la rétine – bien plus sensible aux courants induits que le cerveau.

L'acte de naissance de la rTMS moderne est lui beaucoup plus récent. Le 12 février 1985, en appliquant au contact du scalp une bobine ronde, plus puissante que les modèles précédents, Anthony Barker et ses collègues de l'hôpital royal de Sheffield (Angleterre) réussissent à obtenir une contraction musculaire des deux mains. Le résultat est publié dans la foulée, puis présenté dans des congrès. « Très rapidement, le groupe de Sheffield est approché par d'autres équipes de recherche désireuses d'évaluer cette nouvelle technique clinique. Un nouveau stimulateur adapté à une utilisation clinique courante est développé : les cinq premiers stimulateurs sont construits[3]... »

Ces premiers appareils sont lents et leurs bobines sensibles à la surchauffe, mais après la stimulation du cortex moteur, ils permettent celle des cortex visuel, somato-sensoriel et auditif, produisant ainsi des illusions de perception sensorielle ! Une prouesse !

Avec le développement de bobines en huit – permettant une concentration du champ sur une petite surface – et d'autres progrès technologiques, des applications thérapeutiques commencent à voir le jour.

Des dépressions à la schizophrénie, un champ immense de recherche

Les dépressions résistantes aux antidépresseurs sont aujourd'hui l'une des principales indications de cette approche. Aux États-Unis, la rTMS a été validée dès 1998 par la Food and Drug Administration, équivalent de notre Agence nationale de sécurité du médicament et des produits de santé (ANSM). Le traitement des dépressions résistantes par la rTMS est également approuvé par les autorités sanitaires au Canada, en Australie, en Nouvelle-Zélande et dans des pays européens. En France, cette stratégie est proposée surtout dans des centres hospitaliers, mais sa place dans le traitement de la dépression n'est pas complètement reconnue. Fin 2015, elle était toujours considérée comme en évaluation, et non prise en charge par l'Assurance maladie.

Dans ce cadre du traitement des dépressions, les séances durent entre vingt et quarante minutes, elles sont pratiquées cinq jours par semaine pendant six semaines. « Dans les essais ouverts [sans comparaison avec un placebo ou un autre traitement], un patient sur deux a une réduction des symptômes d'au moins 50 % après quatre à six semaines de traitement, et un sur trois est en rémission. Les effets sont moindres chez les patients avec une résistance à beaucoup d'antidépresseurs », précise Ian Cook, sur le site de l'International modulation society. La durée d'efficacité d'une cure serait d'au moins six mois.

En dehors de certains dispositifs intracrâniens (comme des électrodes cérébrales profondes) ou proches de la bobine (implants cochléaires principalement), les contre-indications sont quasi inexistantes. Quant aux effets secondaires, ils semblent peu fréquents et le plus souvent bénins. Le principal risque est celui d'une crise d'épilepsie, qui survient chez environ un patient sur mille. Cette complication est plus fréquente en cas d'antécédent de crise convulsive et à haute fréquence.

Outre les dépressions, bien d'autres indications sont à l'étude, à des stades plus ou moins avancés.

Dans la schizophrénie, la rTMS a été proposée comme alternative aux antipsychotiques pour les hallucinations, en particulier auditives. Mais une revue de la littérature (soit 41 études randomisées contrôlées incluant au total près de 1 500 participants) réalisée récemment par la collaboration Cochrane conclut « qu'à ce jour, il n'existe pas de preuve solide pour étayer l'utilisation de la stimulation magnétique transcrânienne pour traiter la schizophrénie ».

Pour certaines douleurs chroniques, la rTMS « permettrait, à court terme, de soulager près d'un patient sur deux réfractaire ou intolérant aux traitements pharmacologiques. Les études en cours devraient permettre une meilleure définition de la zone corticale à stimuler, de la fréquence de stimulation et de la périodicité des séances, afin d'obtenir une efficacité plus importante et surtout plus durable », note Xavier Moisset du service de neurologie du CHU de Clermont-Ferrand[4]. En 2008, une équipe a rapporté les effets bénéfiques sur des symptômes anorexiques d'une rTMS pratiquée dans le cadre d'une dépression. Depuis, quelques autres patientes ont été traitées, avec des résultats semble-t-il modestes. En août 2015, une étude a commencé à Denver (Colorado), qui prévoit d'inclure 128 patientes avec une anorexie ou une boulimie ; pour évaluer les effets de la rTMS et d'une technique proche, la stimulation transcraniale par courant direct (tDCS). La durée prévue est de trois ans.

Une équipe canadienne conduit de son côté une étude auprès de 27 civils atteints d'état de stress post-traumatique (ESPT). Contrairement aux essais de stimulation cérébrale profonde, la cible n'est pas l'hippocampe car cette structure est trop profonde pour être atteinte par la rTMS. Les Canadiens stimulent le cortex préfrontal dorsolatéral droit, une structure impliquée dans les sentiments négatifs (tristesse...).

Des ondes pour un dopage intellectuel ?

Parallèlement aux recherches cliniques pour évaluer l'intérêt de la rTMS dans ces pathologies neuropsychiatriques (auxquelles il faut rajouter celles pour les accidents vasculaires cérébraux, les addictions…), des scientifiques ont imaginé dès les années 2000 que cette approche pourrait aussi être utilisée pour augmenter les capacités et les performances de cerveaux normaux.

Allan Snyder, directeur du Centre de l'esprit (université de Sydney, Australie), a ainsi mené de nombreuses études en ce sens. Selon ce neuroscientifique d'origine américaine, les capacités cérébrales impressionnantes des autistes de haut niveau (par exemple en calcul mental) sont en fait présentes à l'état latent, inconscient, chez tout un chacun. Mais elles ne pourraient s'exprimer et devenir conscientes qu'en présence d'un phénomène de désinhibition corticale ou d'un déséquilibre entre les deux hémisphères cérébraux comme c'est le cas dans l'autisme de haut niveau ou lors de certaines lésions cérébrales.

Partant de cette hypothèse, le neuroscientifique a cherché à reproduire de façon artificielle chez des individus lambda les performances de cerveaux savants, grâce à des stimulations cérébrales.

En 2003, Snyder a ainsi eu recours à une rTMS à basse fréquence chez une dizaine d'individus droitiers, pour étudier ses effets sur leurs capacités à dessiner. L'objectif était d'inhiber la partie antérieure du lobe temporal gauche – impliquée dans la conceptualisation et la catégorisation, et hypoactive dans l'autisme –, et d'augmenter ainsi l'activité cérébrale dans l'hémisphère droit, dont le rôle est en principe le plus important dans la créativité.

À plusieurs reprises (avant la rTMS, pendant la séance, immédiatement après puis quarante-cinq minutes après la fin de celle-ci), les participants disposaient d'une minute pour dessiner un chien, un cheval ou un visage. La démonstration a été plutôt réussie.

4 des 11 volontaires ont vu leurs talents de dessinateur transitoirement mais indéniablement augmentés par les quinze minutes de rTMS. Aucune amélioration n'était en revanche constatée après simulation factice, effectuée chez quelques participants.

Ces résultats ont été publiés dans une revue spécialisée[5]. Quelques années plus tard, Snyder a fait une expérience proche en utilisant la rTMS dans le but de booster la numérosité, un don étrange défini comme la capacité à évaluer précisément un nombre d'éléments présents dans un ensemble, sans passer par une étape du comptage.

Dans son célèbre ouvrage *L'homme qui prenait sa femme pour un chapeau*[6] le neurologue britannique Oliver Sacks avait ainsi décrit des jumeaux autistes qui s'étaient montré capables de deviner le nombre exact d'allumettes qui venaient de tomber sur le sol, en disant à l'unisson « 111 ». S'inspirant de cette anecdote*, Snyder et ses collègues ont appliqué

---

* La véracité de ce récit, et d'autres cas décrits par Sacks, est aujourd'hui remise en question par des scientifiques, comme le rappelle l'écrivain et

une rTMS à 12 individus pour évaluer si elle avait une quelconque efficacité sur leur numérosité. Ces cobayes devaient deviner le nombre exact de taches projetées sur un écran (entre 50 et 150 au total) pendant 1,5 seconde, un temps bien sûr insuffisant pour leur permettre de compter un à un les éléments.

Les performances aux tests se sont améliorées chez 10 de ces 12 volontaires juste après la stimulation… avant de se détériorer dans l'heure qui suivait. Un succès éphémère mais qui, selon l'équipe de Snyder, a peu de chances d'être dû au hasard, d'autant que les simulations factices effectuées chez quelques participants n'ont, elles, eu aucun effet[7].

Plus récemment, cette même équipe a rapporté une augmentation – de l'ordre de 10 % – de la mémoire spatiale avec une autre méthode de stimulation cérébrale non invasive : la stimulation transcrânienne à courant direct ou tDCS. « C'est la première démonstration que la mémoire visuelle peut être améliorée chez des sujets sains avec une stimulation cérébrale non invasive », soulignent Snyder et ses collègues dans leur article, publié en 2010 dans la revue *Brain Research*[8].

En cours d'évaluation grosso modo dans les mêmes indications que la rTMS, la tDCS consiste à moduler l'activité cérébrale en appliquant un courant continu de faible intensité par des électrodes posées sur la tête.

Grâce à cette même technique, l'équipe britannique de Roi Cohen Kadosh (université d'Oxford) a

autiste de haut niveau Daniel Tammet dans son best seller *Embrasser le ciel immense* (traduction française parue aux éditions Les Arènes, en 2009).

de son côté réussi à stimuler les compétences numériques d'individus pendant une période remarquablement longue : six mois[9]. En 2013, le chercheur britannique a confirmé cette possibilité de perfectionner les capacités arithmétiques lors d'expériences chez 25 volontaires. Pendant cinq jours, tous ont eu un entraînement cognitif intensif de type calcul mental. La moitié du groupe a reçu en plus une neurostimulation, avec un appareil de type tDCS. Ces derniers se sont montrés plus performants dans les tâches de calcul, et le restaient six mois plus tard[10]. En quelques années, ces techniques de stimulation cognitive ont ouvert des perspectives inespérées. Vertigineuses presque.

« Chez le sujet non malade, les données s'accumulent (plus de 200 études à ce jour) suggérant la possibilité d'améliorer les performances cognitives et l'état émotionnel », estimait fin 2013 le Comité national consultatif d'éthique (CCNE), consacré au recours aux techniques biomédicales en vue de « neuro-amélioration » chez la personne non malade. En étudiant la littérature scientifique, le CCNE a même détaillé la liste impressionnante des résultats obtenus :

« Pour les capacités cognitives, ont été observées une facilitation de l'apprentissage moteur, somato-sensoriel, visuo-perceptif, du langage, une amélioration de la mémoire de travail verbal, visuo-spatiale ou émotionnelle, de l'attention, de la compréhension des chiffres, des capacités graphiques et des fonctions exécutives. La réalisation de tâches moins simples comme l'apprentissage de classification statistique, la résolution de problèmes complexes, la prise de décision en situation difficile ont également pu être modulées. L'état émotionnel et l'humeur peuvent aussi être modifiés, notamment par la stimulation du cortex pré-frontal. Divers aspects de la cognition sociale ont pu être modifiés comme le jugement moral, l'intentionnalité, le discernement, l'altruisme, le sentiment d'injustice ou encore les attitudes mensongères ou dissimulatrices* qui peuvent être facilitées ou réprimées selon les paramètres de stimulation du cortex pré-frontal. Les effets observés sont temporaires, la stimulation étant appliquée juste avant la tâche à exécuter ou pendant celle-ci, mais des effets de quelques semaines ont été obtenus soit par stimulation magnétique transcrânienne "répétitive", soit par allongement de la durée de la stimulation électrique transcrânienne directe. »

Quel sera l'avenir de ces méthodes pour doper nos cerveaux, et ceux de nos enfants ? La question est désormais concrètement posée, d'autant que contrairement à la rTMS, qui nécessite des appareils puissants et coûteux, des appareils de stimulation transcrânienne à courant direct (tDCS) peuvent être facilement fabriqués par des bricoleurs (le *do it yourself* des Anglo-Saxons) ou être achetés sur internet pour quelques centaines d'euros ou de dollars.

Aux États-Unis, la situation est paradoxale, comme le souligne Ana Wexler, du Massachusetts Institute of Technology (MIT)[11]. Actuellement, la tDCS n'est pas approuvée par les autorités américaines (Food and

---

* Voir p. 287.

Drug Administration) comme un traitement médical. Les chercheurs qui souhaitent l'étudier peuvent se procurer l'appareil pour quelques milliers de dollars auprès des deux fabricants répertoriés. Parallèlement, des dispositifs destinés aux consommateurs sont en vente libre, sans aucune régulation. Ana Wexler a ainsi recensé plus d'une demi-douzaine de firmes commerciales qui en proposent pour des tarifs très accessibles : de 50 à 300 dollars. Et le succès semble au rendez-vous. Ainsi, selon la scientifique du MIT, la start-up Thync a levé pas moins de 13 millions de dollars en octobre 2014. Cette société commercialise désormais un stimulateur à 200 dollars piloté par un smartphone qui permet, selon les cas, de se faire délivrer des vibrations qui calment ou qui énergisent... Un exemple parmi d'autres. Aux États-Unis, un nombre croissant d'individus s'équiperaient de ces dispositifs pour s'automédiquer ou augmenter leurs performances. Une mode qui va probablement s'étendre dans le reste du monde.

En France, la start-up Rythm développe un bandeau connecté, nommé Dreem, qui vise à améliorer la qualité du sommeil. Imaginé par deux jeunes ingénieurs, le dispositif enregistre les ondes cérébrales de l'utilisateur (grâce à de discrètes électrodes proches de celles utilisées pour les électroencéphalogrammes classiques), et les analyses en continu. Le logiciel détecte ainsi les différentes phases de sommeil, léger et profond, ce qui permet d'augmenter la durée du sommeil profond (le plus réparateur) grâce à des stimulations sonores, transmises par conduction osseuse. Jusqu'ici, la start-up n'a guère publié de résultats dans une revue scientifique, mais elle a déjà reçu plusieurs prix d'innovation, et levé plus de dix millions d'euros auprès d'investisseurs.

Des essais cliniques sont en cours dans le centre du sommeil de l'hôpital de l'Hôtel-Dieu, à Paris, et le casque pourrait être commercialisé à grande échelle dès 2017.

10.

Un avenir vertigineux

Les techniques de neuromodulation intracérébrales ne sont pas dénuées de risque. Comme toute intervention chirurgicale, la pose d'électrodes dans les noyaux profonds du cerveau peut se compliquer d'un hématome ou d'une infection. Sans compter les éventuels troubles neuropsychologiques induits par la stimulation de tel ou tel noyau. Ainsi, chez des parkinsoniens, la pose d'électrodes profondes de stimulation a entraîné des accès maniaques ; d'autres ont souffert d'épisodes dépressifs ; la zone cible de la stimulation choisie pour soulager les symptômes parkinsoniens étant aussi impliquée dans la régulation de l'humeur. Un exemple parmi bien d'autres.

Malgré ces effets secondaires potentiellement gênants, la neuromodulation reste un traitement local, contrairement aux traitements psychotropes qui, eux, diffusent dans l'ensemble du cerveau.

Nous ne sommes, pour l'heure, qu'au balbutiement de cette approche ciblée et prometteuse des maladies mentales, cela pour quatre raisons :

— depuis 1999 – date des premières stimulations cérébrales profondes, internalisées, dans des indications psychiatriques les paramètres électriques de stimulation n'ont que très peu évolué. Ils restent calqués sur ceux qui ont été déterminés il y a une vingtaine d'années par Pierre Pollak et ses collaborateurs dans la maladie de Parkinson, notamment en ce qui concerne la fréquence (130 Hz). Cette fréquence élevée est connue pour bloquer le fonctionnement de la structure stimulée. On sait, au contraire, que les fréquences basses ont un rôle d'activation. Bien d'autres paramètres entrent en compte dont l'amplitude des ondes de stimulation, la largeur d'impulsion. Au total, des milliers de combinaisons de ces paramètres restent à explorer pour chacune des indications potentielles de la stimulation cérébrale profonde.

— les mécanismes de cette neuromodulation demeurent largement incompris[1]. Que stimule-t-on, au juste, le corps même du neurone ou bien ses prolongements : l'axone et les dendrites ? S'il s'agit de l'axone – ce « fil électrique » qui connecte le neurone à un autre via une synapse – dans quelle direction le courant se propage-t-il ? Dans le sens naturel, c'est-à-dire du neurone vers la synapse, ou bien dans le sens contraire ? La compréhension de ces phénomènes permettra d'optimiser les techniques de stimulation.

— le nombre de cibles anatomiques potentielles ne cesse de croître, en particulier du fait des progrès de l'imagerie fonctionnelle. Pour la seule dépression, près d'une dizaine de régions cérébrales ont été ciblées, souvent avec succès. Cette multiplicité des cibles prouve qu'aucune ne s'est encore véritablement imposée, et que les grandes fonctions cérébrales correspondent plutôt à des circuits qu'à une zone précise. De surcroît, le petit nombre de malades concernés par chaque essai thérapeutique rend difficiles les comparaisons entre ces cibles potentielles. Or, comme pour les médicaments, c'est en les comparant aux produits de référence que les chercheurs peuvent évaluer objectivement l'intérêt des nouvelles molécules, en termes d'efficacité et de tolérance. La cartographie fonctionnelle* recèle encore de très nombreuses *terra incognita* propices à une stimulation cérébrale profonde. Reste à savoir combien d'années il faudra aux scientifiques pour finir d'explorer tous les méandres de notre cerveau.

— La quatrième raison – la plus vertigineuse – concerne l'avènement des NBIC. Cet acronyme, familier de tous ceux qui se piquent de futurologie médicale, concerne le développement des Nanotechnologies, Biotechnologies – en particulier la génétique –, de l'Information et des sciences cognitives.

Ces quatre domaines, et ce de façon synergique, sont en passe d'entraîner des progrès fulgurants en neuroscience et, en particulier, dans tout ce qui concerne l'interfaçage entre le tissu nerveux et l'électronique. Ce sont ces progrès, prodigieux, que nous allons détailler.

---

* Voir p. 113.

N comme Nanotechnologie
– lorsque les électrodes chemineront
dans nos vaisseaux

D'un diamètre d'un millimètre (mm), les électrodes dont nous disposons actuellement apparaissent grossières comparé au 0,005 mm du corps d'un neurone (10 à 100 fois plus fin que le diamètre d'un cheveu).

L'usinage au milliardième de mètre – définition de la nanotechnologie – va déboucher sur de nouvelles générations d'électrodes. Cette hyper-miniaturisation offrira probablement un accès au cerveau incomparable à celui que nous connaissons aujourd'hui, la trépanation.

Plutôt qu'un orifice percé au travers du crâne et par lequel descend une électrode rigide et rectiligne, des techniques souples dites « endovasculaires », utilisant le maillage vasculaire cérébral, pourront être utilisées.

Depuis une vingtaine d'années, des méthodes peu invasives se sont considérablement développées pour traiter les anévrismes intracrâniens, ces dilatations anormales au niveau d'une artère irriguant le cerveau. L'opérateur introduit un cathéter par l'artère fémorale (au niveau du pli de l'aine) et remonte le trajet artériel sous contrôle radioscopique jusqu'à la zone de l'anévrisme. Puis, il introduit à l'intérieur un tube souple et exclut la zone d'anévrisme en la « bouchant » par un matériau ad hoc (le « coil »). Ce geste, qui est réalisé par des neuroradiologues, permet d'éviter une craniotomie et épargne les tissus cérébraux. Il est devenu le traitement standard des anévrismes intracrâniens, aux dépens du traitement neurochirurgical avec craniotomie et pose de clip.

Dans l'avenir, cette approche permettra d'aller bien plus loin encore.

Les 25 000 mètres de maillage capillaire* offrent un accès à n'importe quelle région du cerveau. Dans un avenir pas si lointain, ces vaisseaux ultrafins (d'un diamètre d'une dizaine de micromètres) pourront être empruntés par des ultramicroélectrodes inframicroniques capables aussi bien d'enregistrer l'activité électrique que de stimuler les neurones[2] grâce à des stimocepteurs** ! Un bouquet d'ultramicroélectrodes sera alors en mesure d'enregistrer et de moduler, en fonction des enregistrements, une région très précise de l'encéphale[3]. Cette technologie endovasculaire a été utilisée en 2016, pour la première fois, chez le mouton par une équipe australienne de Melbourne[4]. On peut également envisager que ces électrodes puissent disparaître lorsque l'état clinique du patient se sera amélioré. Ces électrodes résorbables d'enregistrement cortical existent déjà et ont été expérimentées en 2016 par une équipe de l'Illinois chez des rongeurs[5].

Il est tout aussi envisageable que ces bouquets de microtubules en nanotube de carbone, de cinq micromètres de diamètre, pourront mesurer, en temps réel, la concentration en neuromédiateurs au niveau de régions très circonscrites du cerveau[6].

---

* Les capillaires sont les vaisseaux les plus fins de l'organisme. Ils sont connectés d'un côté avec les artères, de l'autre avec les veines, et interagissent étroitement avec les tissus. C'est au niveau des capillaires que se produisent les échanges respiratoires et nutritifs entre le sang et les tissus.

** Voir p. 129.

La diffusion in situ de molécules de synthèse est l'un des autres axes de recherche. Nous l'avons évoqué en préambule de ce chapitre, l'un des grands écueils des traitements neuropharmacologiques actuels est leur incapacité à viser spécifiquement la région anatomique où se produisent les déséquilibres de neurotransmetteurs. Peut-être plus pour longtemps : grâce à des ultramicroélectrodes en fibre de carbone, il est désormais possible de mesurer, chez l'animal, la transmission d'un neurotransmetteur, la dopamine, au cœur du cerveau – au niveau du striatum. Et ce à des concentrations infinitésimales[7].

Parallèlement à la neuromodulation électrique, une neuromodulation biochimique in situ pourrait donc bientôt venir compléter l'arsenal thérapeutique des psychiatres.

B comme Biotechnologie – lorsque la lumière remplacera l'électricité

Il y a peu, seuls le courant électrique et les neuromédiateurs étaient capables de modifier l'activité neuronale. Depuis 2007, la lumière, par le biais de l'optogénétique, devient capable d'interagir avec le tissu nerveux. Combinant optique et génétique, l'optogénétique est une technique permettant de télécommander et de moduler précisément, au moyen de faisceaux lumineux, l'activité de cellules génétiquement modifiées.

Un virus convoyeur fait pénétrer, à l'intérieur des neurones, des gènes codant pour des protéines, les opsines. Celles-ci forment des canaux ioniques photosensibles, c'est-à-dire s'ouvrant ou se refermant selon la présence ou non de lumière, l'ouverture de ces canaux conditionnant l'activité neuronale. L'apport de la lumière se fait via une fibre optique implantée sous la surface du crâne, au niveau de la zone que l'on souhaite stimuler. Par cette fibre sont transmises des lumières de différentes couleurs, chacune fonctionnant avec un type particulier d'opsines. Ainsi, des neurones porteurs des gènes de la rhodopsine 2 ou de l'halorhodopsine, pourront être allumés ou éteints, c'est-à-dire avoir une activité électrique ou non, selon qu'ils seront éclairés par une lumière bleue ou jaune[8].

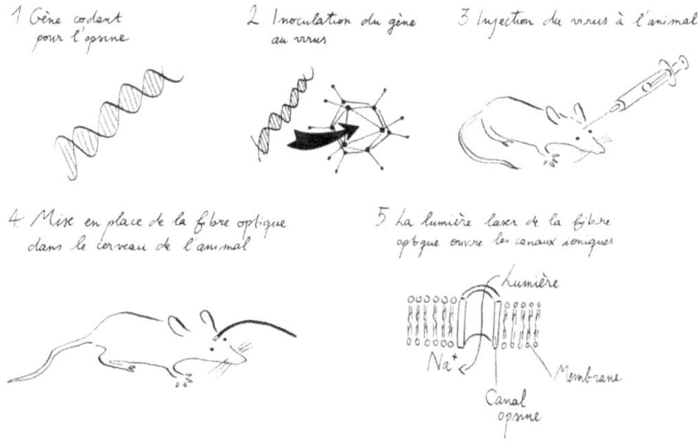

Figure 7 - Principe de l'optogénétique

Pour l'heure, l'optogénétique a été développée uniquement chez l'animal. Les chercheurs disposent là d'un puissant outil d'investigation qui devrait permettre une meilleure compréhension des pathologies mentales[9].

Comme le précisait le chercheur français Philippe Vernier devant le Sénat en 2011, « cette méthode, très simple et peu agressive, est surtout utilisée chez l'animal comme une sorte d'alternative à la stimulation par les électrodes. Mais le transfert de ce type de molécules chez l'homme n'est pas impossible, via des cellules que l'on peut greffer, qui peuvent s'intégrer dans les réseaux de neurones. Et il y a, à l'heure actuelle, des recherches sur le primate qui ont commencé dans divers centres, y compris en France. Ce sont des possibilités de stimulation nouvelles qui nécessiteront sans doute des encadrements[10] ».

La question, comme pour les nanotechnologies, n'est pas tant de savoir si l'optogénétique sera applicable à l'homme, mais à quel horizon ces outils fantastiques arriveront à maturité pour être proposés aux patients.

I comme Information
– du stimulateur au stimocepteur

Les nouvelles générations de neurostimulateurs ne se bornent plus à stimuler. Elles permettent aussi d'enregistrer l'activité électrique de la zone anatomique où l'électrode a été positionnée. Le stimulateur devient ainsi un récepteur ou, en d'autres termes, un stimocepteur*.

En fonction de l'information électrique enregistrée, le stimocepteur va adapter les paramètres de sa

---

* Voir également p. 129.

stimulation afin de neuro-moduler au plus près une région anatomique donnée.

Ce dispositif de stimulation en « boucle fermée » (« *closed-loop stimulation* ») est aujourd'hui disponible pour le traitement de certaines formes d'épilepsies : la perception d'un signal pathologique à la surface corticale provoque un contre-signal qui viendra contrer les prémices de la crise d'épilepsie.

Cette stimulation « à la carte » – qui épouse l'activité électrique normale d'une région cérébrale pour bloquer, voire suppléer, ce qui apparaît pathologique – offre un outil fabuleux de monitoring en temps réel de notre cerveau. Les technologies embarquées de traitement du signal arrivent à maturité pour prendre en charge ces quantités colossales d'information. La fameuse loi de Moore* montre que le progrès, en ce domaine, est exponentiel tant pour ce qui est du coût, que de la puissance de calcul ou de la miniaturisation. La miniaturisation des puces de silicium semble cependant atteindre ses limites physiques. Les semiconducteurs, qui mesurent aujourd'hui environ 14 nm, devraient atteindre la taille critique des 2 à 3 nanomètres d'ici 2020. Mais d'autres technologies pourraient prendre le relais.

Cette « fenêtre ouverte sur le cerveau », comme le titrait en 2014 la revue *Nature*11, va nous propulser dans une nouvelle ère pour la connaissance de notre

---

* En 1975, l'ingénieur Gordon Moore montra que le nombre de microprocesseurs sur une puce de silicium doublait tous les dix-huit mois et que leurs coûts en étaient divisés par deux. Cette loi empirique s'est toujours vérifiée avec une densité de transistors qui double toutes les 1,96 années.

encéphale et l'approche des pathologies mentales. Même si ces appareils, au début, se borneront seulement à enregistrer le « bruit de fond » électrique au pourtour de l'électrode, la corrélation des modifications de ce bruit de fond à d'autres variables (état d'humeur du patient, événement de vie, prise de médicaments…) a toutes les chances d'être extrêmement féconde.

La quantité astronomique de données – les fameuses « *big data* » (mégadonnées en français) – qui vont être collectées au gré des cibles anatomiques seront en mesure d'être exploitées grâce à la puissance informatique exponentielle.

La génération actuelle d'ordinateurs – comme le « Tianhe-2 » chinois – est capable de réaliser jusqu'à 33,86 pétaflops, soit 33,86 millions de milliards d'opérations à la seconde (10^{15}). L'exaflops – un milliard de milliards (10^{18}) – est annoncé pour 2018. Il se peut, néanmoins, que l'arrivée des ordinateurs quantiques fasse voler en éclats toutes ces extrapolations. Avec cette très récente génération de machines, des problèmes peuvent être résolus 100 millions de fois plus vite qu'avec les systèmes classiques. Autrement dit une heure suffit à venir à bout d'un problème qui, avec un ordinateur classique, aurait réclamé 10 000 ans de calcul !

Pour fixer les idées dans cette farandole de zéros, prenons l'exemple de notre encéphale : il contient entre 80 et 100 milliards de neurones, chacun ayant jusqu'à 10 000 connexions avec son environnement nerveux, soit un total de 80 à 100 × 10^{15} connexions.

Les pétaflops de données extraits au travers de ces « fenêtres sur le cerveau » contribueront, au côté des grands projets de neurosciences – tel le « *Connectome* » des Américains ou le « *Human Brain Project* » des Européens –, à élaborer une modélisation de notre fonctionnement cérébral.

C comme Cognition
– de l'homme réparé à l'homme augmenté

Dans un ouvrage très remarqué de futurologie médicale *La Mort de la mort*12, le Dr Laurent Alexandre établit un parallèle entre le neurone – unité de base de notre cerveau – à qui 650 millions d'années ont été nécessaires pour aboutir à sa forme actuelle, et le transistor – unité de base de l'ordinateur – qui, en seulement soixante ans, est devenu capable de performances vertigineuses, rivalisant avec le génie humain. Ainsi, dès 1997, un ordinateur d'IBM, Deep Blue, a pu battre le champion du monde d'échecs Garry Kasparov. Le joueur soviétique a abandonné à la sixième et dernière partie du match, qu'il a perdu 2,5 points à 3,5. Certes, cette première victoire inattendue d'une machine sur le génial Kasparov a donné lieu aux hypothèses les plus folles. Dans le petit monde des échecs, beaucoup d'experts ont fait remarquer que le champion n'avait pas joué, loin s'en faut, à son niveau habituel. Certains sont même persuadés qu'il s'est sciemment laissé battre. En 2012, un journaliste américain a émis une autre thèse : Kasparov aurait été déstabilisé par un coup de Deep Blue qui était en fait un bug informatique. Qu'importe. À quelques années près, la victoire d'une machine sur un humain aux échecs était de toute façon inéluctable.

Récemment, ce sont les meilleurs joueurs de Go qui ont été mis en échec par des logiciels. Le Go est pourtant considéré comme l'un des jeux les plus difficiles au monde avec, dit-on, plus de possibilités que d'atomes dans l'univers. D'où le défi pour une simulation : le nombre de combinaisons à explorer est estimé à 10^{170} (un 1 suivi de 170 zéros), contre 10^{120} environ aux échecs. Mi-mars 2016, l'intelligence artificielle AlphaGo a gagné 4 points à 1 face au Sud-Coréen Lee Sedol, l'un des meilleurs spécialistes mondiaux de ce jeu de grille asiatique.

L'intelligence humaine « carbonée » est en duel permanent* face à l'« intelligence du silicium » dont le développement exponentiel suit la loi de Moore.

Inéluctablement, la question se posera bientôt – on peut même dire qu'elle se pose déjà – d'interfacer physiquement certaines régions de notre cerveau à cette nouvelle forme de cognition. Un métissage cerveau-machine qui s'inscrirait autant dans l'amélioration darwinienne de l'espèce que dans la course frénétique à la performance dans une société ultra-compétitive.

---

* L'une de ces limites serait l'émergence d'une intelligence artificielle dite « forte » qui accéderait à une forme de conscience et serait, ainsi, tentée d'évoluer pour son propre compte. Des scientifiques, tel Ray Kurzweil, l'ingénieur en chef de Google®, considèrent que cette intelligence artificielle (IA) forte pourrait être disponible d'ici 2045. À cet horizon, l'IA deviendrait un milliard de fois supérieure à la mise en réseau de tous les cerveaux humains. Des personnalités – comme Bill Gates, le créateur de Microsoft, ou l'astrophysicien Stephen Hawking – ont publiquement exprimé leurs craintes d'assister à la domination de l'intelligence humaine par celle des machines.

Dès lors que quelques humains s'équiperont de tels « superpouvoirs » il ne sera plus possible, pour leurs contemporains, de ne pas les suivre dans cette fuite en avant. Comme dans un stade de football où, lorsque les spectateurs des premiers gradins se lèvent, ceux assis à l'arrière sont obligés de faire de même sous peine de ne plus suivre le jeu…

Ces « superpouvoirs » bien différents de la mémoire améliorée, évoquée précédemment*, impliquent d'être en mesure d'établir un lien matériel entre le neurone et le silicium. Ce lien est encore extrêmement ténu. Les travaux de recherche se focalisent actuellement sur la plasticité de ces implants, c'est-à-dire leur aptitude à être tolérés par l'environnement cérébral, et surtout leurs capacités à établir des connexions fonctionnelles avec les neurones.

L'efficience de ces connexions à l'échelle cellulaire est un des grands enjeux de la biotechnologie et l'une des clefs de la réussite du métissage cerveau-machine. Une véritable boîte à outils, contenant des nanotubes de carbone[13], des nano-transistors[14] ou des laboratoires sur puce « *lab-on-a-chip*15 » est en train d'être constituée pour relever ce défi.

---

* Voir p. 200.

De la stimulation aux rayons gammas : le toboggan des techniques

L'avènement des stimocepteurs et, demain, de l'optogénétique renvoie à une psychochirurgie de pointe guidée par les avancées des neurosciences.

Gourmande en haute technologie et requérant de hauts niveaux d'expertise, cette discipline est devenue extrêmement onéreuse.

Si l'on prend l'exemple de la stimulation cérébrale profonde, son coût total – comprenant celui du matériel et de l'intervention – s'élève aux alentours de 40 000 euros. Cette approche est donc aujourd'hui réservée aux malades vivant dans des pays à PIB (produit intérieur brut) élevés et couverture sociale performants. Lorsque l'on n'appartient pas à cette petite vingtaine de nations privilégiées, bénéficier de ces interventions exige une fortune personnelle.

Même s'ils n'atteignent par les sommes faramineuses de certains traitements des cancers – qui peuvent se chiffrer en milliers d'euros par mois –, ces coûts très élevés favorisent aujourd'hui le développement d'une « psychochirurgie low cost », autrement dit un retour à des techniques lésionnelles de thermocoagulation, mises au point dans les années 1950.

Le principe est voisin de celui de la stimulation cérébrale profonde dans la mesure où, là aussi, une électrode est descendue vers une cible anatomique grâce aux techniques de stéréotaxie*. Une fois celle-ci

---

* Voir p. 94.

atteinte, l'électrode est chauffée grâce à un courant électrique portant l'extrémité de 70 à 80 °C, une température qui détruit le tissu cérébral environnant sur quelques millimètres. L'électrode est ensuite retirée et pourra d'ailleurs être réutilisée pour d'autres interventions.

L'inconvénient majeur de ce geste bon marché est le caractère irréversible de la lésion. En d'autres termes, si un effet indésirable, comme une modification de la personnalité, est déploré en post-opératoire, il n'y a pas la possibilité de faire machine arrière. À la différence de la stimulation cérébrale où l'on peut modifier les paramètres de stimulation, voire l'interrompre. Le second défaut de cette chirurgie low-cost, avec thermorégulation, est qu'il n'est pas possible d'adapter la lésion en fonction des réponses cliniques. Lorsque l'on découvre le résultat clinique dans les jours qui suivent, il n'est alors plus envisageable d'en accentuer ou d'en diminuer les effets, à l'inverse de la stimulation qui autorise de nombreux réglages.

Ce glissement d'une technique réversible et coûteuse vers des gestes irréversibles mais bon marché n'est pas seulement théorique. Il s'observe déjà sur les continents sud-américain et asiatique*.

L'addiction aux morphiniques ou l'agressivité – des indications de la psychochirurgie aujourd'hui extrêmement contestées en raison de leurs implications sociales – ont des risques d'autant plus élevés d'être concernées par des interventions à bas coût que

---

* Voir p. 241.

ces troubles concernent des sujets pauvres et souvent désintégrés socialement…

La dérive ne s'arrêtera, probablement, pas à la thermocoagulation. Une intervention lésionnelle exige, en effet, une hospitalisation, une équipe neurochirurgicale et un plateau technique sophistiqué. S'agissant d'un geste invasif réclamant une trépanation et la descente d'une électrode dans le tissu cérébral, les praticiens doivent pouvoir faire face à des complications opératoires.

Mais il existe une autre technique non invasive pouvant aujourd'hui être réalisée en ambulatoire : la radiochirurgie.

Née dans les années 1950 dans la lignée de la psychochirurgie, la radiochirurgie – dont nous avons détaillé le principe* – permet d'effectuer des lésions intracérébrales de quelques millimètres de diamètre sans avoir à ouvrir la boîte crânienne. La cible est déterminée par une imagerie cérébrale, puis le patient entre dans un appareil – *Gamma Knife* ou *Cyber Knife* – qui va focaliser ses radiations vers la cible. Il peut quitter l'hôpital le jour même, sans la moindre trace de cicatrice.

Le 15 mai 2013, à Cali en Colombie, a débuté un programme de recherche portant sur le traitement de troubles agressifs par radiochirurgie *Gamma Knife*. Dès l'année suivante, les premiers résultats ont été rapportés lors d'un Congrès international à New York[16]. Cinq sujets – âgés de douze à quarante-trois ans – présentant un comportement agressif et

______

* Voir p. 107.

accusant un retard mental ont ainsi été traités par destruction focale d'une partie de l'hypothalamus* par *Gamma Knife*.

Lors de cette communication, peu de détails relatifs au suivi neuropsychologique de ces patients furent donnés. L'auteur insista en revanche sur les économies – de 60 à 80 % – que ce type de geste autorisait.

Huit ans plus tôt, une équipe de Mexico[17] avait rapporté une expérience semblable chez 9 individus âgés de treize** à cinquante-deux ans. La cible anatomique était différente puisqu'il s'agissait de gamma-capsulotomie ou de gamma-cingulotomie*** mais les indications demeuraient proches avec deux tiers des sujets souffrant d'agressivité.

Il est à craindre que le nombre d'individus aujourd'hui concernés par de telles techniques soit bien supérieur à l'extrapolation qui pourrait être faite des quelques études publiées, dont les deux que nous venons d'évoquer. S'agissant d'une indication très controversée et d'un geste irréversible, on peut aisément comprendre que les équipes concernées ne recherchent pas la publicité. Quand bien même ces praticiens souhaiteraient communiquer leurs résultats, les comités de lecture des grandes revues scientifiques refuseraient très probablement leur publication pour des raisons éthiques.

------

* Voir p. 133.

** Le papier rapportant cette étude est surprenant puisque, en préambule, les auteurs avertissent qu'ils ont écarté de ces interventions les sujets de moins de vingt ans…

*** Voir p. 120.

On touche ici à un dilemme auquel les revues médicales à comité de lecture sont régulièrement confrontées : soit publier les résultats de travaux techniques éthiquement controversés – au risque de leur offrir une forme de légitimité et de visibilité –, soit refuser leur publication – avec l'inconvénient de ne pouvoir alerter l'opinion. Rappelons que l'étymologie de publier est « rendre publique »…

De la psychiatrie aux comportements déviants : la dérive des indications

À partir de quand quitte-t-on le champ de la psychiatrie pour entrer dans celui des comportements jugés déviants, voire celui de la délinquance ?

La frontière – déjà poreuse – entre le normal et le pathologique fluctue considérablement dans le temps et selon les pays.

Le sujet de l'homosexualité est emblématique de cette ligne de démarcation mouvante selon le lieu et l'époque. Aux États-Unis, cette orientation sexuelle a été assimilée à une maladie psychiatrique jusqu'en 1973 et, à ce titre, était inscrite dans le DSM, la « bible » qui inventorie l'ensemble des maladies mentales. Qui dit maladie, dit traitement, qu'il soit médical ou chirurgical. Dans cette optique – et nous l'avons précédemment détaillé* – des médecins américains ont cherché, en 1972[18], à traiter l'homosexualité par stimulation cérébrale profonde, en ciblant le

---

* Voir p. 144.

circuit de la récompense avec comme objectif thérapeutique : le « retour » à l'hétérosexualité. Cela ne souleva, à l'époque, aucune question éthique et l'on peut s'interroger sur le devenir de ces prétendues recherches, si l'année suivante, l'homosexualité n'était pas sortie du champ des pathologies mentales.

Des tentatives similaires de traitement, par des techniques lésionnelles, avaient eu lieu en Italie dans les années 1950, puis par une lobotomie transorbitaire* en Allemagne de l'Ouest, à la fin des années 1960[19].

Voilà ce qu'en disait la *Presse médicale* le 16 janvier 1971[20]. « Ce n'est pas la première fois que l'on prétend guérir les homosexuels et d'autres déviés sexuels par un traitement médical ou chirurgical. Aujourd'hui, c'est le psychochirurgien ouest-allemand, F.D. Roederer, professeur à l'université de Göttingen [...] qui affirme avoir guéri plusieurs homosexuels et un exhibitionniste. Sous stéréotaxie, F.D. Roederer repère la région ventromédiane de l'hypothalamus dans la région du noyau de Cajal, zone nerveuse d'un volume inférieur au centimètre cube. Une fois localisé, les trois quarts de ce noyau sont détruits par micro-électro-coagulation. Après une telle intervention, les jeunes homosexuels reviennent dans le monde normal. » Quel tollé soulèveraient aujourd'hui cette intervention et la dernière phrase du journaliste ?

Et que dire du recours à d'autres techniques telle la greffe de testicules de chimpanzé ? Le principe a d'abord

---

* Voir p. 46.

été exploré par le neurologue Brown-Séquard* comme un remède à la sénescence[21]. Puis l'idée a été reprise par un médecin russe, Serge Voronoff, pour soigner l'homosexualité. Pensait-il ainsi favoriser des comportements supposés virils ? « Un inverti, vivant mal son homosexualité, fut greffé en novembre 1925 par Voronoff et put se marier et créer un foyer quelques mois plus tard », nous apprend en tout cas un historien de la médecine[22].

Le cas de l'homosexualité est, à cet égard, caricatural des problèmes que pose la définition du normal et du pathologique.

Cette pathologisation des comportements, discutable quand il s'agit de la traiter avec une approche psychothérapeutique voire médicamenteuse, devient extrêmement plus problématique lorsqu'elle est vue sous l'angle de la chirurgie.

Cette question de la pathologie se pose également concernant l'usage de drogue. La dépénalisation de la consommation de stupéfiants, au profit d'une prise en charge médicale de ce comportement addictif, ne fait aujourd'hui guère débat, y compris en Chine, avec depuis 1990 la création de camps de désintoxication.

---

* Il n'hésita pas à expérimenter sur lui-même cette thérapeutique : « Brown-Séquard, qui est alors âgé de soixante-douze ans, a conscience de la faiblesse et de la fatigue qu'il ressent depuis une dizaine d'années. Ses forces diminuent et sa capacité de travail s'émousse nettement. C'est donc un homme sur son déclin qui s'injecte, par voie sous-cutanée, pendant quinze jours consécutifs, une macération aqueuse de testicules de chiens et de cobayes. » Lefrere, J.J., Berche, P., « Doctor Brown-Sequard's therapy », *Annales d'endocrinologie*, 2010 ; 71 (2) : 69-75.

L'exemple de ce pays est particulièrement évocateur du glissement vers une psychochirurgie lésionnelle sous la pression économique. Car ces camps ne sont pas gratuits. Les personnes qui y sont soignées pendant trois à six mois – de gré ou de force – paient généralement de 50 000 à 60 000 RMB (6 700 à 8 000 euros), l'équivalent du salaire d'un travailleur dans une entreprise d'État pendant deux à trois ans. Au point qu'après sevrage, certains reprennent le trafic de drogue pour rembourser leur dette... En revanche, le coût d'une intervention de psychochirurgie est beaucoup plus faible, ce qui explique la popularité de cette approche dans la toxicomanie en Chine. Selon le Dr Nan Li du service de neurochiurgie de l'hôpital de Tangdu à Xi'an, plus de 1 000 toxicomanes ont été traités pour la seule année 2004[23].

Ce constat étant établi pour la consommation de stupéfiants, on comprend avec encore plus de facilité l'attrait que peuvent susciter des gestes de psychochirurgie dans des indications comme l'agressivité, la pédophilie et autres déviances sexuelles. Surtout à un moment où se dessine, peu à peu, une neuroanatomie de la morale...

Vers une anatomie de la morale ?

Le 13 février 2012, la prestigieuse revue de neuroscience *Brain* publiait un article intitulé : « Neuroanatomie clinique et fonctionnelle de la morale[24]. » Il passa comme une lettre à la poste, sans provoquer le moindre émoi ou questionnement de la communauté scientifique. La seule lettre à l'éditeur que suscita ce papier pour le moins controversé émana d'une équipe de Harvard émue que le cervelet ait pu être oublié de cette cartographie…

Les auteurs italiens de cette publication prennent soin de préciser, dès les premières lignes, que les « régions du cerveau qui participent aux jugements moraux peuvent aussi être influencées par des facteurs génétiques, endocriniens et environnementaux ».

Cette réserve formulée, plusieurs régions cérébrales sont passées en revue avec, pour chacune d'elles, le comportement moral qu'elle est censée réguler. Les auteurs précisent que les choix moraux étant complexes, plusieurs structures du cerveau sont susceptibles d'être sollicitées en même temps !

Anatomie de la moralité

La part du lion reviendrait au lobe frontal et notamment au cortex orbitofrontal, celui situé au-dessus de nos yeux. Son rôle serait primordial dans les décisions morales et en particulier lorsqu'elles possèdent des dimensions émotionnelles.

Le cortex du lobe temporal, notamment son sillon temporal supérieur, interviendrait dans les dilemmes d'ordre moral par son rôle dans l'intentionnalité et les implications sociales de ce type de décision. L'amygdale*, à la partie interne de ce lobe, jouerait quant à elle un rôle majeur dans le traitement des émotions morales.

---

* Voir p. 124.

Des structures situées dans les profondeurs de notre cerveau tel le thalamus ou le nucleus accumbens – un noyau au cœur du circuit de la récompense* – interviendraient dans l'altruisme ou l'aptitude à collaborer tandis que le noyau sous-thalamique procéderait à l'évaluation des décisions morales conflictuelles. La partie postérieure de l'hypothalamus serait responsable du contrôle de l'impulsivité et de l'agressivité.

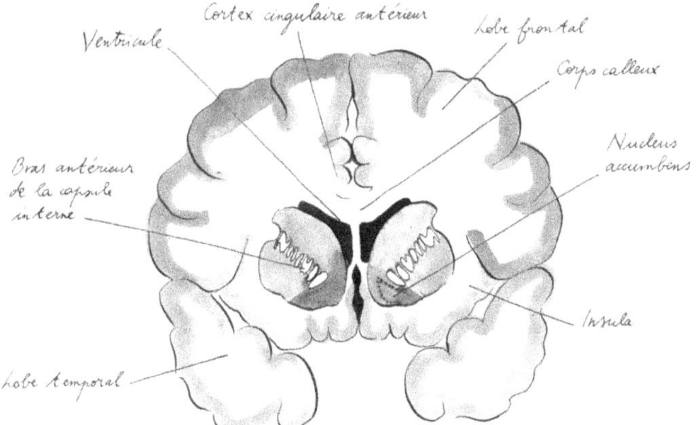

Figure 8 - Coupe de la partie avant d'un cerveau vu de face

---

* Le noyau intervient dans la régulation des émotions et de la motivation, il est, à ce titre, considéré comme une interface entre le désir et l'action. La dopamine est le neuromédiateur essentiel de ce circuit. Un rat mis en présence d'une femelle en chaleur voit son taux de dopamine s'accroître et grimper en flèche s'il a la possibilité de s'adonner à l'acte reproductif. Chez l'être humain, l'imagerie fonctionnelle montre une activité du noyau accumbens lorsque des scènes plaisantes voire érotiques sont visionnées par un sujet *[Sabatinelli D, Bradley MM, Lang PJ, Costa VD, Versace F. Pleasure rather than salience activates human nucleus accumbens and medial prefrontal cortex. J Neurophysiol 2007 ; 98 (3) : 1374-9]* Ce constat a amené certains auteurs à baptiser, complaisamment, ce noyau « centre du plaisir ». Par ailleurs, des équipes ont ciblé cette région anatomique par stimulation cérébrale profonde afin de traiter la dépression rebelle.

Selon les auteurs de cette cartographie, les comportements immoraux pourraient résulter d'un dysfonctionnement de ces structures. Ils concluent en appelant de leurs vœux un diagnostic et un traitement de ces anomalies cérébrales et, pour cela, se tournent vers les « techniques de neuromodulation améliorant le dysfonctionnement cérébral (stimulation cérébrale profonde, stimulation magnétique transcrânienne et stimulation transcrânienne à courant continu) ».

D'aucuns voient dans cette cartographie de la moralité une nouvelle forme de phrénologie*, qui tenterait de relier le « penchant pour le crime » non plus à une bosse de la surface du crâne mais à l'anomalie d'une région cérébrale... Ce débat pose, bien évidemment, la question du crédit à accorder à de tels travaux scientifiques. Mais de quels travaux parle-t-on au juste ? Des études que l'on peut classer en trois catégories.

L'autopsie de la morale

La première catégorie et la plus ancienne relève de l'observation clinique. On cherche, par une histoire clinique, une imagerie voire une autopsie, à corréler des travers moraux et des lésions cérébrales. C'est le cas, par exemple, des observations réalisées dans les suites d'intervention de psychochirurgie. Ainsi, Freeman rapporta, après des gestes de déconnexion du cortex préfrontal par lobotomie transorbitaire, une détérioration de cette « conscience morale » que

---

* Voir p. 74.

pourrait incarner le surmoi freudien*. Inversement, l'équipe de Marcel David à Sainte-Anne décrivit après une leucotomie chez un pervers instinctif** : l'« heureux épanouissement d'une conscience morale ».

Les accidents vasculaires et l'épilepsie ont également contribué à identifier des régions impliquées dans les comportements immoraux. Ainsi, par exemple, de ces violents accès d'agressivité rencontrés dans des épilepsies temporales liées à un dommage de l'amygdale, comme chez la jeune femme qui inspira le roman *L'Homme terminal****.

Le suivi de patients implantés avec un dispositif de stimulation cérébrale profonde amène également son lot de découvertes. C'est le cas de cet homme, parkinsonien, de cinquante-huit ans implanté à la Pitié-Salpêtrière par l'équipe de Philippe Cornu et traité avec succès par la stimulation bilatérale du noyau sous-thalamique[25]. Il développa un comportement agressif aigu transitoire lors de la stimulation électrique du test préopératoire. L'électrode responsable de ce comportement surprenant était, en définitive, située dans la partie latérale de l'hypothalamus****, le fameux « triangle de Sano » que nous avons précédemment évoqué. Les praticiens en déduiront qu'une manipulation sélective de structures profondes du cerveau peut modifier considérablement les affects…

---

* Voir p. 160 (Flashcode 8).

** Voir p. 144.

*** Voir p. 127.

**** Une région déjà prise pour cible dans le traitement par psychochirurgie des comportements violents notamment dans les années 1960, par des équipes japonaises, voir page 133.

Les images de la morale

La seconde catégorie concerne les travaux se fondant sur l'imagerie fonctionnelle, telle cette étude sur « les tendances de l'activité neuronale associée aux décisions morales honnêtes ou malhonnêtes[26] ». Dans ce type de test, des volontaires sont amenés à réaliser des prédictions pouvant leur faire gagner de l'argent. Les prédictions et les gains sont organisés de telle manière que les candidats puissent avoir la tentation de mentir pour accroître leurs revenus. Pendant toute la durée des exercices, les volontaires sont dans une IRM qui enregistre leur activité cérébrale (IRMf). Cette expérience tendrait à montrer que le processus du mensonge et de comportements malhonnêtes se déroulerait au sein du cortex préfrontal dorsolatéral.

Toujours avec une approche d'IRM fonctionnelle, plusieurs équipes, dont celle française de Serge Stoléru, cherchent à établir les « corrélats cérébraux de la pédophilie »[27]. Le chercheur et ses collègues de l'INSERM ont montré que les régions cérébrales activées étaient analogues chez des patients pédophiles regardant des photographies d'enfants et chez des témoins sains regardant des photographies d'adultes. En revanche, exposés aux mêmes images d'enfants, patients et témoins ne possédaient pas le même profil d'activation cérébrale.

Stimuler ou inhiber la morale

La dernière catégorie concerne les études faisant appel à des techniques de stimulation cérébrale magnétique « *Transcranial Magnetic Stimulation* »*

---

* Voir p. 247.

(rTMS) ou électrique « *Transcranial Direct Current Stimulation* » (tDCS). Dans ce dernier cas, un courant électrique est appliqué à la surface du cuir chevelu en regard d'une région cérébrale. Cette stimulation modifie l'excitabilité corticale. S'il s'agit d'une stimulation par une cathode (pôle positif, qui capte les électrons) cela réduit l'activité corticale et inversement s'il s'agit d'une anode.

Grâce à la tDCS, une équipe de Milan a, par exemple, montré que les modulations de l'activité du cortex préfrontal ventral peuvent modifier l'« utilitarisme » d'un raisonnement[28]. La neuromodulation de cette région du lobe frontal induirait donc des modifications du comportement intéressé avec, selon les chercheurs italiens, un effet plus prononcé chez les femmes.

Les résultats de ces travaux, dont certains sont publiés dans les meilleures revues médicales, peuvent-ils pour autant être extrapolés à la vie réelle ? En d'autres termes, peut-on prétendre explorer la morale en laboratoire ? On sait que ces comportements moraux résultent de processus cognitifs et émotionnels complexes intimement liés à l'environnement, un modèle très difficile à reconstituer dans le tunnel étroit d'une IRMf.

Au terme de ce voyage dans les pas des pionniers de la modulation de notre cerveau, que retenir de cette chirurgie de l'âme ? Quelle place peut-elle prendre dans l'arsenal thérapeutique des maladies mentales ? La question est d'autant plus importante que les troubles psychiques sont aujourd'hui l'une des premières causes de handicap dans le monde. Dans un nombre non négligeable de cas, une dépression, une addiction, un état de stress post-traumatique, ou encore des troubles obsessionnels compulsifs répondent mal aux prises en charge – médicamenteuses et/ou psychothérapiques –, et ceux qui en sont atteints vivent un calvaire.

Longtemps encore, l'image de la psychochirurgie risque de pâtir des scandales du passé. Vous l'avez vu dans les premiers chapitres de ce livre, le récit des débuts de cette discipline, des années 1940 aux années 1960, a de quoi faire frémir. Les lobotomies restent parmi les traitements les plus controversés de l'histoire de la médecine. Développées de façon empirique, sans aucune base scientifique ou presque, par des médecins et chirurgiens qui ne s'embarrassaient guère de considérations éthiques, ces interventions sont le symbole d'une thérapie arbitraire, proposée plus souvent pour soulager l'entourage que le principal intéressé. Faute d'évaluations cliniques bien conduites, il est difficile d'avoir une idée précise du nombre de patients qui ont gardé des séquelles mutilantes de cette psychochirurgie sur leur QI et leur personnalité. Ils se comptent probablement en milliers, voire en dizaines de milliers.

La prise de conscience de l'opinion, la révolte de certains médecins et la découverte des neuroleptiques ont sonné le glas de ces pratiques, dans les années 1960-1970. L'histoire de la chirurgie de l'âme aurait donc pu s'arrêter là. Mais il y a vingt ans, l'arrivée de la stimulation cérébrale profonde lui a permis de renaître sous de meilleurs auspices. Destinée au départ à soulager des malades parkinsoniens au-delà de toute ressource thérapeutique, cette approche originale disposait en effet de deux atouts majeurs par rapport aux interventions chirurgicales classiques : ses effets sont réversibles, et leur intensité peut être modulée.

Entre-temps, les connaissances du cerveau se sont beaucoup affinées. La réglementation de la recherche biomédicale et l'éthique ont – du moins dans un certain nombre de pays riches – bien progressé. Un contexte qui a permis de lancer des essais cliniques de stimulation cérébrale profonde dans de nombreuses indications. Aujourd'hui, cette approche de neuro-stimulation est cependant loin d'être un traitement de routine des maladies psychiques. Dans la plupart de ces pathologies, elle est encore en cours d'évaluation. Certes, les méthodologies sont beaucoup plus rigoureuses qu'à l'époque de Moniz ou Freeman, mais le nombre de patients inclus dans ces études peut paraître bien modeste, comparé aux effectifs pléthoriques des essais de médicaments en cardiologie par exemple.

Dans les cinq à dix prochaines années, on devrait y voir plus clair. Les meilleures cibles de la stimulation cérébrale profonde pour telle ou telle pathologie devraient être déterminées. De même que le profil des malades les plus à même de bénéficier avec succès de ces interventions. Dans une échelle de temps un peu plus longue, il faudra sans doute aussi compter avec de nouvelles techniques encore plus modernes de neurostimulation, issues de la révolution NBIC.

L'avenir dans ce domaine s'annonce donc plutôt enthousiasmant pour les malades. Encore faudra-t-il rester vigilant pour ne pas sombrer dans les dérives de la psychochirurgie de première génération. Car, parallèlement à de belles réussites, les exemples actuels sont déjà nombreux d'indications limites, de fléchissement éthique. Et curieusement, on voit ici et là sur la planète réapparaître des pratiques de chirurgie lésionnelle que l'on pensait bannies à jamais. Des interventions que les opérateurs justifient par des raisons médicales (meilleure efficacité, risque moindre d'infection, absence de risque hémorragique avec la radiochirurgie) mais aussi par des facteurs économiques, ces actes coûtant bien évidemment beaucoup moins cher que des dispositifs de stimulation cérébrale profonde.

Sans même évoquer les polémiques que soulève la perspective – dans un horizon pas si lointain – de l'« homme augmenté » par hybridation du cerveau avec des composants électroniques, d'autres transgressions guettent les neurosciences. Ainsi les progrès fulgurants de l'imagerie cérébrale poussent certains scientifiques à déterminer les contours d'une neuroanatomie de la morale. Une quête qui n'est pas sans rappeler celle des généticiens pour identifier un gène de l'agressivité ou de l'homosexualité. Mais si la recherche de gènes associés à des comportements paraît aujourd'hui obsolète, celle de circuits cérébraux de la morale est bien d'actualité, et pourrait aboutir rapidement. Une avancée scientifique qui poserait des questions vertigineuses pour nos sociétés.

« Votre maladie c'est l'imagination. C'est un ver qui creuse des rides noires sur vos fronts [...]. Le dernier pas que vient de faire la Science nationale consiste dans la découverte du centre de l'imagination. Une triple application de Rayon X sur ce centre vous guérira à jamais [...]. Le chemin du bonheur à 100 % est ouvert, hâtez-vous de vous soumettre à la Grande Opération. » Nous ne sommes qu'en 1920 lorsque l'écrivain et opposant soviétique Eugène Zamiatine dénonce, en ces termes, les prémices du régime stalinien. À cette époque, pourtant, la dissidence n'est pas encore une maladie mentale. Lorsque, quelques années plus tard elle le deviendra, Staline préférera, pour la traiter, les camps de rééducation...

Certes, l'Histoire l'a montré en maintes occasions, il n'est pas besoin de recourir à la chirurgie du cerveau pour manipuler des esprits. Mais qu'adviendra-t-il lorsque le centre de la pédophilie sera identifié ? Lorsque le circuit de l'agressivité sera localisé ? Lorsque les structures intervenant dans la transgression seront mises à nu ?

Dans des pays de plus en plus obsédés par la sécurité de leurs citoyens et hantés par le terrorisme, les médecins ne seraient-ils pas poussés à traiter radicalement des individus aux tendances pédophiles, agressives ou antisociales pour leur éviter des passages à l'acte délictueux ? Le respect de l'intégrité de l'individu aurait-il encore quelque poids face à des menaces pour la collectivité ?

NOTES
RÉFÉRENCES

1.
Egas Moniz (1874-1955),
le plus controversé des prix Nobel

1. Valenstein, E.S., *Great and desperate cures : the rise and decline of psychosurgery and other radical treatments for mental illness*, New York, Basic Books, 1986.

2. Fulton, J., Jacobsen, C., « The functions of the frontal lobes : A comparative study in monkeys, chimpanzees, and man », *Abstracts of the Second International Neurological Congress*, 1935 : 70-1.

3. Fulton, J.F., *Functional Localization in Relation to Frontal Lobotomy*, Oxford University Press, 1949.

4. Rylander, G., « The renaissance of the psychosurgery », Surgical approach in psychiatry, 1973.

5. Moniz, E., *Tentatives opératoires dans le traitement de certaines psychoses*, Masson, 1936.

6. Valenstein, E.S., *Great and desperate cures : the rise and decline of psychosurgery and other radical treatments for mental illness, op. cit.*

7. Kotowicz, Z., « Gottlieb Burckhardt and Egas Moniz – two beginnings of psychosurgery », *Gesnerus* 2005, 62 (1-2) : 77-101.

8. El-Hai, J., *The lobotomist : a maverick medical genius and his tragic quest to rid the world of mental illness*, Hoboken, N.J. : John Wiley & Sons, 2005.

9. Moniz, E., « Essai d'un traitement chirurgical de certaines psychoses », *Bulletin de l'Académie de Médecine*, 1936 ; 115 : 385-93.

10. Moniz, E., *Tentatives opératoires dans le traitement de certaines psychoses, op. cit.*

11. Cabut, S., « La psychiatrie, oubliée des Nobel », *Le Monde*, 12/10/2015.

12. Cid, S., Discussion following E. Moniz and D. Furtado, « Essai de traitement de la schizophrénie par la leucotomie frontale », *Ann Med Psychol (Paris)* 1937 ; 95 : 298.

13. Lieberman, J.A., Ogas, O., *Shrinks : The Untold Story of Psychiatry*, Orion, 2015.

14. Fiamberti, A.M., *Ce qu'il faut préciser à propos de la méthode originale de la leucotomie transorbitaire*, *Méd et Hyg* 1952 ; 10 (195) : 1-4.

15. Desnos, M., *La sœur cachée de JFK – La véritable histoire de Rosemary Kennedy*, 2015. http://www.parismatch.com/Actu/International/La-veritable-histoire-de-Rosemary-Kennedy-822499.

16. Leamer, L., *The Kennedy Men : 1901-1963*, HarperCollins, 2011.

2.
Du silex à l'impaludation

1. Alt, K.W., Jeunesse, C., Buitrago-Tellez, C.H., Wachter, R., Boes, E., Pichler, S.L., « Evidence for stone age cranial surgery », *Nature* 1997 ; 387 (6631) : 360.

2. Jamet, E., *La trépanation crânienne, une chirurgie empirique du crâne, Trésors méconnus du Musée de l'Homme*, Paris, Cherche Midi, 2000.

3. Chauvet, D., Sainte-Rose, C., Boch, A.L., « The mystery of prehistoric trepanations : Is neurosurgery the world eldest profession ? », *Neuro-Chirurgie* 2010 ; 56 (5) : 420-5.

4. Sullivan, M.A., « Madness and folly : Peter Bruegel the elder's Dulle Griet », *Art Bull*, 1977 ; 59 : 55-66.

5. Brink, A., « Depression and loss : a theme in Robert Burton's « Anatomy of melancholy » (1621) », *Can J Psychiatry* 1979 ; 24 (8) : 767-72.

6. Harlow, J.M., « Recovery from the passage of an iron bar through the head », *Boston Med Surg Journal*, 1848 : 389-92.

7. Harlow, H, F., « Recovery from the passage of an iron bar through the head », Read before the Massachusetts Medical Society, 1868.

8. Kean, S., *The Tale of the Dueling Neurosurgeons : The History of the Human Brain as Revealed by True Stories of Trauma, Madness, and Recovery*, Little, Brown, 2014.

9. Macmillan, M., *An Odd Kind of Fame : Stories of Phineas Gage*, MIT Press, 2002.

10. Gall, F.J., Spurzheim, J.G., *Anatomie et physiologie du système nerveux en général, et du cerveau en particulier : avec des observations sur*

la possibilité de reconnaître plusieurs dispositions intellectuelles et morales de l'homme et des animaux, par la configuration de leurs têtes, F. Schoell, 1810.

11. de Las Cases, E.A.D., *Mémorial de Sainte-Hélène : journal de la vie privée et des conversations de l'Empereur Napoléon, à Sainte-Hélène*, H. Colburn, 1823.

12. Manjila, S., Rengachary, S., Xavier, A.R., Parker, B., Guthikonda, M., « Modern psychosurgery before Egas Moniz : a tribute to Gottlieb Burckhardt », *Neurosurg Focus* 2008 ; 25 (1) : E9.

13. Mairet, A., *De la démence mélancolique : contribution à l'étude de la péri-encéphalite localisée et à l'étude des localisations cérébrales d'ordre psychique*, Masson, 1883.

14. Worcester. W., « Surgery of the central nervous system (account of the Berlin meeting) », *Am J Insanity* 1891 ; XLVII : 410–3.

15. Burckhardt, B., « Ueber Rindenexcisionen, als Beitrag zur operativen Therapie der Psychosen », *Allg Z Psychiat*, 1891 ; 47 : 463–548.

16. Stone, J.L., « Dr. Gottlieb Burckhardt – the pioneer of psychosurgery », *J Hist Neurosci*, 2001 ; 10 (1) : 79-92.

17. Puusepp, L., « Alcune considerazioni sugli interventi chirurgici nelle malattie mentali », *G Acad Med Torino*, 1937 ; 100 : 3-16.

18. Doyen, E., « La crâniectomie chez les enfants arriérés », *Archives de neurologie*, 1907 : 93.

19. Picqué, L., Dagonet, J., *Chirurgie des aliénés : recueil de travaux*, Masson, 1901.

20. Picqué, L., Dagonet, J., *Ibidem*.

21. Wagner-Jauregg, J., Bruetsch, W.L., « The history of the malaria treatment of general paralysis », *Am J Psychiatry*, 1946 ; 102 : 577-82.

22. Sakel, M., « The Origin and Nature of the Hypoglycemic Therapy of the Psychoses », *Bull N Y Acad Med*, 1937 ; 13 (3) : 97-109.

23. Meduna, L., « The Use of Metrazol in the Treatment of Patients with Mental Diseases », *Convuls Ther* 1990 ; 6 (4) : 287-98.

24. Babinski, J., « Guérison d'un cas de mélancolie à la suite d'un accès provoqué de vertige voltaïque », *Revue Neurologique*, 1903 ; Société de neurologie de Paris, séance du 7 mai 1903.

3.

Ces découvertes associées à la psychochirurgie

1. Contremoulins, G., Remy, C., « Le chercheur de projectile », *L'Illustration*, 27 novembre 1897, 422-3.

2. Apra, C., Bourdillon, P., Lévêque, M., « Surgical techniques : When brain bullets met crowdfunding », *Nature*, 2016 ; 530 (7589) : 160.

3. Contremoulins, G., Remy, C., « Le chercheur de projectile », *L'Illustration, op. cit.*

4. Horsley, V., Clarke, R., « The structure and functions of the cebellum examined by a new method », *Brain*, 1908 ; 31 : 45-124.

5. Spiegel, E.A., Wycis, H.T., Marks, M., Lee, A.J., « Stereotaxic Apparatus for Operations on the Human Brain », *Science*, 1947 ; 106 (2754) : 349-50.

6. Spiegel, E.A., Wycis, H.T., Freed, H., « Thalamotomy in mental disorders », 1st International Conference of Psychosurgery ; 4th to 7th August 1948 ; Lisbon : Livraria luso – Espanhola ; 1948. p. 91-5.

7. Blanke, O., Ortigue, S., Landis, T., Seeck, M., « Stimulating illusory own-body perceptions », *Nature* 2002 ; 419 (6904) : 269-70.

8. De Ridder, D., Van Laere, K., Dupont, P., Menovsky, T., Van de Heyning, P., « Visualizing out-of-body experience in the brain », *N Engl J Med*, 2007 ; 357 (18) : 1829-33.

9. Garrabé, J., « In memoriam Jean Talairach (1911–2007) », *L'évolution psychiatrique* 2008 ; 78 : 160–4.

10. Hécaen, H., J. T., David, M., Dell, M., « Coagulations limitées du thalamus dans les algies du syndrome thalamique », *Rev Neurol (Paris)* 1949 ; 81 : 917-31.

11. Talairach, J., Hecaen, H., David, M., « Prefrontal lobotomies by electrocoagulation of the thalamo-frontal fibers at the anterior limb of the internal capsule », Proceedings IV Congres Neurologique International, Paris, 1949.

12. Talairach, J., Hécaen, H., David, M., Monnier, M., Ajuriaguerra, J., « Recherches sur la coagulation thérapeutique des structures sous-corticales chez l'homme », *Rev Neurol (Paris)* 1949 ; 81 : 4-23.

13. Moor, L., *Psychochirurgie et fonctions intellectuelles (Étude psychométrique de 46 malades et revue de travaux antérieurs se rapportant à la question)*, Paris, Dactylo-Sorbonne, 1952.

14. Leksell, L., Herner, T., Lidén, K., « Stereotaxic radiosurgery of the brain », *Kungliga Fysiografiska Sällskapet i Lund Förhandlingar*, 1955 ; 25 (17) : 1-10.

15. Leksell, L., « The stereotaxic method and radiosurgery of the brain », *Acta Chirurgica Scandinavica*, 1951 ; 102 : 316-9.

16. Larsson, B., Leksell, L., Rexed, B., Sourander, P., Mair, W., Andersson, B., « The high-energy proton beam as a neurosurgical tool », *Nature*, 1958 ; 182 (4644) : 1222-3.

17. Leksell, L., « Stereotactic radiosurgery », *J Neurol Neurosurg Psychiatry*, 1983 ; 46 (9) : 797-803.

18. Rylander, G., « Personality changes after operations on the frontal lobes », *Acta Psychiatrica et Neurologica* 1939 ; 1 (Supplément 20) : 81.

19. Wertheimer, P., « Justification et résultat d'une psychochirurgie », *Revue philosophique* 1951 ; VII à IX (907) : 337-51.

20. Glasser, M.F., Coalson, T.S., Robinson, E.C., *et al.*, « A multimodal parcellation of human cerebral cortex », *Nature*, 2016.

21. Le Beau, J., « La résection bilatérale de certaines aires corticales préfrontales (topectomie) », *La semaine des Hôpitaux de Paris* 1948 ; 60 : 1-17.

22. Le Beau, J., Choppy, M., Gaches, J., Rosier, M., *Psycho-chirurgie et fonctions mentales : Techniques – résultats applications physiologiques*, Paris, Masson, 1954.

23. Le Beau, J., Choppy, M., Gaches, J., Rosier, M., *Ibidem*.

24. Le Beau, J., Petrie, A., « Étude psychologique des changements de la personnalité produits par certaines opérations frontales sélectives », *Revue de Psychologie appliquée*, 1953 ; 3 : 1-16.

25. Le Beau, J., Choppy, M., Gaches, J., Rosier, M., *op. cit.*

26. Foltz, E.L., White, L.E. Jr., « Pain "relief" by frontal cingulumotomy », *Journal of neurosurgery*, 1962 ; 19 : 89-100.

4.
Guérir pour normaliser

1. Singer, L., *La psycho-chirurgie des névroses et des psychoses – Bilan de deux années à la Clinique Psychiatrique de Strasbourg*, Imprimerie des dernières nouvelles de Strasbourg, 1951.

2. Le Beau, J., Peker, J., « La topectomie péricalleuse antérieure dans certaines formes d'agitation psychomotrice au cours de l'épilepsie et de l'arriération mentale », *Rev neurol*, 1949 ; 81 : 1039-41.

3. David, M., Pourpre, H., Lepoire, J., Dilenge, D., *Neurochirurgie*, Collection médico-chirurgicale à révision annuelle, Paris, Flammarion, 1961, 927-63.

4. Klüver, H., Bucy, P., « Preliminary analysis of functions of the temporal lobes in monkeys », *Arch Neur Psych*, 1939, 42 (6) : 979.

5. Chitanondh, H., « Stereotaxic amygdalotomy in the treatment of olfactory seizures and psychiatric disorders with olfactory hallucination », *Confin Neurol*, 1966, 27 : 181-96.

6. Narabayashi, H., Nagao, T., Saito, Y., Yoshida, M., Nagahata, M., « Stereotaxic amygdalotomy for behavior disorders », *Archives of neurology*, 1963 ; 9 : 1-16.

7. Narabayashi, H., Shima, F., « Which is the better amygdala target, the medial or lateral nuclei ? (for behaviour problems and pararoxysm in epileptics) », in : Laitinen L, Livingston KE, editors. IIIrd International Congress of Psychosurgery ; August 14th-18th 1972 ; Cambridge, England : University Park Press ; 1972 p. xxvii, 335 p.

8. Jauber, A., *Guérir pour normaliser*, Autrement, 1975.

9. Narabayashi, H., « Stereotactic amygdalotomy for epileptic hyperactivity, long range result in child cases », First International Congress of Pediatric Neurology, Toronto, Canada, 1975.

10. Vaernet, K., Madsen, A., « Lesions in the amygdala and the substantia innomiata in aggressive psychotic patients », In : Hitchcock ER, Laitinen L, Værnet K, editors. 2nd International Conference on Psychosurgery ; 1970 ; Copenhagen, Denmark : Charles C. Thomas ; 1970, p. 437.

11. Mark, V.H.E., Frank, R., *Violence and the brain*, 1st ed. New York, Medical Dept., 1970.

12. Osmundsen, J., « Matador with a radio stops bull » ? *New York Times*, May 17 1965, Sect. 1.

13. Mark, V.H.E., Frank, R., *Violence and the brain, op. cit.*

14. Aarons, L., « Brain surgery is tested on three California convicts », *Washington Post*, 25 February 1972 ; Sect. 1.

15. Hirose, S., *Acta Crimonologica Japonica*, 1968 ; 34 (6) : 186.

16. Sano, K., Mayanagi, Y., Sekino, H., Ogashiwa, M., Ishijima, B., « Results of stimulation and destruction of the posterior hypothalamus in man », *Journal of neurosurgery* 1970 ; 33 (6) : 689-707.

17. Fahlbusch, R,. « Keiji Sano – memories of meetings », *Neurosurgical review*, 2011 ; 249-252.

18. Missa, J.-N., « Psychochirurgie », in : Hautois GM, J-N., ed. Nouvelle encyclopédie de bioéthique médecine, environnement, biotechnologie avec la collab. de Marie-Geneviève Pinsart et Pascal Chabot, Bruxelles [Paris] : De Boeck université ; 2001 : 922.

19. Lozano, A.M., Gildenberg, P.L., Tasker, R.R., *Textbook of Stereotactic and Functional Neurosurgery*, Springer, 2009.

20. Balasubramaniam, V., Kanaka, T.S., « Ramanujam PB. Stereotaxic cingulumotomy for drug addiction », *Neurol India*, 1973 ; 21 (2) : 63-6.

21. Paton Walsh, N., « Russia bans brain surgery on drug addicts », *The Guardian*, Friday 9 August 2002.

22. Orellana, C., « Controversy over brain surgery for heroin addiction in Russia », *Lancet Neurol* 2002 ; 1 (6) : 333.

23. Medvedev, S.V., Anichkov, A.D., Poliakov, Iu I., « Physiological mechanisms of the effectiveness of bilateral stereotactic cingulotomy in treatment of strong psychological dependence in drug addiction », *Fiziol Cheloveka*, 2003 ; 29 (4) : 117-23.

24. Wertheimer, P., *Neurochirurgie fonctionnelle*, Masson et Cie, 1956.

25. Brousseau, A., Guiguen, Y., Brocheriou, J., « Sexual perversions and lobotomy ; rapid recovery ; cure maintained more than two years later », *Ann Med Psychol (Paris)* 1953 ; 111 (1 5) : 665-9.

26. Moor, L., *Psychochirurgie et fonctions intellectuelles, op. cit.* Voir aussi : David, M., Moor, P., Rudrauf, J., « Comparative studies on psychometric results in a group of instinctive perverts and of schizophrenic who have submitted to psychosurgery », *Ann Med Psychol (Paris)* 1953 ; 111 (2:2) : 272-7.

27. Breggin, P.R., « The politics of therapy », *MH* 1972 ; 56 (3) : 9-12.

28. Laitinen, L., « Proceedings : Ethical aspects of psychosurgery », *Acta Neurochir (Wien)* 1975 ; 31 (3-4) : 260.

29. Moan, C.E., Heath, R.G., « Septal stimulation for the initiation of heterosexual behavior in a homosexual male », *Experimental Psychiatry*, 1972 ; 3 (1) : 23-6.

30. Olds, J., Milner, P., « Positive reinforcement produced by electrical stimulation of septal area and other regions of rat brain », *J Comp Physiol Psychol*, 1954 ; 47 (6) : 419-27.

5.

Un bilan très controversé

1. Lewis, N.D., « General clinical psychiatry, psychosomatic medicine, psychotherapy, group therapy and psychosurgery », *Am J Psychiatry*, 1949 ; 105 (7) : 512-7.

2. Miribel, J., *Contribution à l'étude de la lobotomie préfrontale : résultats et interprétations*, Lyon, Bosc Frère, 1952.

3. Puech, P., Guilly, P., Lairy-Bounes, G.C., *Introduction à la psychochirurgie*, Masson, 1950.

4. Hoffman, J., « A clinical appraisal of frontal lobotomy in the treatment of the psychoses », *Psychiatry* 1950 ; 13 (3) : 355-6.

5. Mayer-Gross, W., « On a theory of the effect of psychosurgery on the psychotic symptoms », *Encephale* 1949 ; 38 : 317-23.

6. Freeman, W., Watts, J., *Psychosurgery*, Baltimore, Charles C. Thomas, 1942.

7. Miribel, J., *Contribution à l'étude de la lobotomie préfrontale : résultats et interprétations, op. cit.*

8. Rosvold, H.E., Mishkin, M., « Evaluation of the effects of prefrontal lobotomy on intelligence », *Can J Psychol* 1950 ; 4 (3) : 122-6.

9. Baruk, H., « La médecine mosaïque et la lobotomie », *Revue d'histoire de la médecine hébraïque* 1951 ; (8) : 1-3.

10. Sidavon, P., « Discussion à la Société Médico-psychologique », *Ann Med Psychol (Paris)* 1952 ; (I) : 480.

11. Béjot, A., Thèse « Place de la lobotomie dans la drame familiale », Paris, 1951.

12. Diefenbach, G.J., Diefenbach, D., Baumeister, A., West, M., « Portrayal of lobotomy in the popular press : 1935-1960 », *J Hist Neurosci* 1999 ; 8 (1) : 60-9.

13. Le Beau, J., Choppy, M., Gaches, J., Rosier, M., *Psycho-chirurgie et fonctions mentales : Techniques – résultats applications physiologiques, op. cit.*

14. Cabut, S., « La psychiatrie, oubliée des Nobel », *op. cit.*

15. Delay, J., Deniker, P., Harl, J.M., « Therapeutic use in psychiatry of phenothiazine of central elective action (4560 RP) », *Ann Med Psychol (Paris)*, 1952 ; 110 (2 1) : 112-7.

16. Divry, P., Bobon, J., Collard, J., Pinchard, A., Nols, E., « Study & clinical trial of R 1625 or haloperidol, a new neuroleptic & so-called neurodysleptic agent », *Acta Neurol Psychiatr Belg* 1959 ; 59 (3) : 337-66.

17. Lévêque, M., *Psychochirurgie*, Paris, Springer Verlag France, 2013.

6.

Histoire de la stimulation cérébrale profonde

1. Okun, M.S., « Deep-brain stimulation – entering the era of human neural – network modulation », *N Engl J Med* 2014 ; 371 (15) : 1369-73.

2. Bergman, H., Wichmann, T., DeLong, M.R., « Reversal of experimental parkinsonism by lesions of the subthalamic nucleus », *Science*, 1990 ; 249 (4975) : 1436-8.

3. Owens, B., « Lasker Foundation announces 2014 award winners », *The Lancet*, 2014, 384 (9947) : 941-2.

4. Cabut, S., « Le neurochirurgien français Alim-Louis Benabid distingué aux États-Unis », *Le Monde*, 8 septembre 2014.

5. Cabut, S., « Pierre Pollak, neurostimulant », *Le Monde*. 29 février 2016.

6. *Ibidem.*

7. Cabut, S., « Le neurochirurgien français Alim-Louis Benabid distingué aux États-Unis », *op. cit.*

8. *Ibidem.*

9. *Ibidem.*

7.
Maladies mentales :
la stimulation cérébrale tous azimuts

1. Lévêque, M., *Chirurgie de la douleur : De la lésion à la neuromodulation*, Springer Paris, 2014.

2. Gorman, J., Agency Initiative Will Focus on Advancing Deep Brain Stimulation, 2013. http://www.nytimes.com/2013/10/25/science/pentagon-agency-to-spend-70-million-on-brain-research.html?_r=1

3. Millet-Ilharreguy, B., *Mieux soigner les TOC : Les promesses de la stimulation cérébrale*, Paris, Odile Jacob, 2015.

4. Polosan, M., Millet, B., Bougerol, T. Olié, J-P. Devaux, B., « Traitement psychochirurgical des TOC malins : à propos de trois cas », *L'Encéphale*, 2003, XXIX (Cahier 1) : 514-52.

5. Nuttin, B., Cosyns, P., Demeulemeester, H., Gybels, J., Meyerson, B., « Electrical stimulation in anterior limbs of internal capsules in patients with obsessive-compulsive disorder », *The Lancet*, 1999 ; 354 (9189) : 1526.

6. Mallet, L., Mesnage, V., Houeto, J.L., *et al.*, « Compulsions, Parkinson's disease, and stimulation », *The Lancet*, 2002 ; 360 (9342) : 1302-4.

7. Mallet, L., Polosan, M., Jaafari, N., *et al.*, « Subthalamic nucleus stimulation in severe obsessive-compulsive disorder », *N Engl J Med*, 2008 ; 359 (20) : 2121-34.

8. Millet-Ilharreguy, B., *Mieux soigner les TOC : Les promesses de la stimulation cérébrale, op. cit.*

9. Alonso, P., Cuadras, D., Gabriels, L., *et al.*, « Deep Brain Stimulation for Obsessive-Compulsive Disorder : A Meta-Analysis of Treatment Outcome and Predictors of Response », *PLoS One*, 2015 ; 10 (7) : e0133591.

10. Moutaud, B., « C'est un problème neurologique ou psychiatrique ? », Ethnologie de la stimulation cérébrale profonde appliquée au trouble obsessionnel compulsif, Paris, Université Paris-Descartes, 2009.

11. Mantione, M., Figee, M., Denys, D., « A case of musical preference for Johnny Cash following deep brain stimulation of the nucleus accumbens », *Frontiers in behavioral neuroscience*, 2014, 8 : 152.

12. Draaisma, D., *Quand l'esprit s'égare*, Paris, Seuil, 2014.

13. Hamel, N., « L'impulsivité et le syndrome de Gilles de la Tourette : état des connaissances », *Revue québécoise de psychologie*, 2015 ; 36 (2) : 53-79.

14. Vandewalle, V., Van der Linden, C., Groenewegen, H.J., Caemaert, J., « Stereotactic treatment of Gilles de la Tourette syndrome by high frequency stimulation of thalamus », *The Lancet*, 1999 ; 353 (9154) : 724.

15. Cabut, S., « Un pacemaker cérébral contre les tics », *Le Monde*, 7 janvier 2012.

16. Schrock, L.E., Mink, J.W., Woods, D.W., *et al.*, « Tourette syndrome deep brain stimulation : a review and updated recommendations », *Mov Disord* 2015 ; 30 (4) : 448-71.

17. Hamani, C., McAndrews, M.P., Cohn, M., *et al.*, « Memory enhancement induced by hypothalamic/fornix deep brain stimulation », *Ann Neurol*, 2008 ; 63 (1) : 119-23.

18. Kumar, R., Simpson, C.V., Froelich, C.A., Baughman, B.C., Gienapp, A.J., Sillay, K.A., « Obesity and deep brain stimulation : an overview », *Annals of neurosciences*, 2015 ; 22 (3) : 181-8.

19. Bejjani, B.P., Damier, P., Arnulf, I., *et al.*, « Transient acute depression induced by high-frequency deep-brain stimulation », *N Engl J Med*, 1999 ; 340 (19) : 1476-80.

20. Gronchi-Perrin, A., Vingerhoets, F., « Effets cognitivo-comportementaux de la stimulation cérébrale profonde dans la maladie de Parkinson », *Revue de neuropsychologie*, 2009 ; 1 : 59-63.

21. Martinez-Fernandez, R., Pelissier, P., Quesada, J.L., *et al.*, « Postoperative apathy can neutralise benefits in quality of life after subthalamic stimulation for Parkinson's disease », *J Neurol Neurosurg Psychiatry*, 2016 ; 87 (3) : 311-8.

22. Schupbach, M., Gargiulo, M., Welter, M.L., *et al.*, « Neurosurgery in Parkinson disease : a distressed mind in a repaired body ? » *Neurology*, 2006 ; 66 (12) : 1811-6. Voir aussi : Agid, Y., Schupbach, M., Gargiulo, M., *et al.*, « Neurosurgery in Parkinson's disease : the doctor is happy, the patient less so ? » *J Neural Transm Suppl*, 2006 ; (70) : 409-14.

23. Aouizerate, B., Cuny, E., Martin-Guehl, C., *et al.*, « Deep brain stimulation of the ventral caudate nucleus in the treatment of obsessive-compulsive disorder and major depression. Case report. » *Journal of neurosurgery*, 2004 ; 101 (4) : 682-6

24. Mayberg, H.S., Lozano, A.M., Voon, V., *et al.*, « Deep brain stimulation for treatment-resistant depression », *Neuron*, 2005 ; 45 (5) : 651-60.

25. Ridgway, A., « Deep brain stimulation : A wonder treatment pushed too far ? » *New Scientist*, 2015.

26. Dougherty, D.D., Rezai, A.R., Carpenter, L.L., *et al.*, « A Randomized Sham-Controlled Trial of Deep Brain Stimulation of the Ventral Capsule/Ventral Striatum for Chronic Treatment-Resistant Depression », *Biol Psychiatry*, 2015 ; 78 (4) : 240-8.

27. Ridgway, A., « Deep brain stimulation : A wonder treatment pushed too far ? » *op. cit.*

28. Schlaepfer, T.E., « Deep Brain Stimulation for Major Depression-Steps on a Long and Winding Road », *Biol Psychiatry*, 2015 ; 78 (4) : 218-9.

29. Wu, H., Van Dyck-Lippens, P.J., Santegoeds, R., *et al.*, « Deep-Brain Stimulation for Anorexia Nervosa », *World Neurosurg*, 2012.

30. Lipsman, N., Woodside, D.B., Giacobbe, P., *et al.*, « Subcallosal cingulate deep brain stimulation for treatment-refractory anorexia nervosa : a phase 1 pilot trial », *The Lancet*, 2013.

31. Witjas, T., Baunez, C., Henry, J.M., *et al.*, « Addiction in Parkinson's disease : impact of subthalamic nucleus deep brain stimulation », *Mov Disord*, 2005 ; 20 (8) : 1052-5.

32. Kuhn, J., Grundler, T.O., Bauer, R., *et al.*, « Successful deep brain stimulation of the nucleus accumbens in severe alcohol dependence is associated with changed performance monitoring », *Addict Biol*, 2011 ; 16 (4) : 620-3.

33. Voges, J., Muller, U., Bogerts, B., Munte, T., Heinze, H.J., « DBS surgery for alcohol addiction », *World Neurosurg*, 2012.

34. Mantione, M., Van de Brink, W., Schuurman, P.R., Denys, D., « Smoking cessation and weight loss after chronic deep brain stimulation of the nucleus accumbens : therapeutic and research implications : case report », *Neurosurgery*, 2010 ; 66 (1) : E218 ; discussion E.

35. Gonçalves-Ferreira, A., Simões Do Couto, F., Rainha Campos, A., *et al.*, « Deep brain stimulation for the treatment of refractory cocaine dependence », XXth Congress of the European Society for Stereotactic and Functional Neurosurgery, Cascais, Portugal : Karger ; 2012.

36. Bally, J., Lüscher, C., Berney, A., Mallet, L., Pollak, P., Santos, J., « Stimulation cérébrale profonde : nouvelles cibles et nouvelles indications », *Rev Med Suisse*, 2015 ; 11 : 977-82.

8.
Doit-on aujourd'hui encore détruire du tissu cérébral ?

1. Ge, S., Chang, C., Adler, J.R., *et al.*, « Long-term changes in the personality and psychopathological profile of opiate addicts after nucleus accumbens ablative surgery are associated with treatment outcome », *Stereotact Funct Neurosurg*, 2013 ; 91 (1) : 30-44. Voir aussi : Wu, H.M., Ge, S.N., Dai, H.B., *et al.*, « Long-Term Changes in Drug Craving and Nutritional Status of Opioid Addicts with Nucleus Accumbens Ablative Stereotactic Neurosurgery at Five Years Postoperatively », *Stereotact Funct Neurosurg*, 2015 ; 93 (6) : 407-14.

2. Yang, K.J., Long, H., Yuan, Y.W., *et al.*, « Stereotactic neuro-surgical technique and electrophysiological study in ablating the ven-tromedial shell of the nucleus accumbens », *Stereotact Funct Neurosurg*, 2013 ; 92 (1) : 37-43.

3. Lévêque, M., Durand, E., Weil, A.G., « Psychosurgery for drug addiction », *Stereotact Funct Neurosurg*, 2014 ; 92 (3) : 195-6.

4. Sun, B., De Salles, A., *Neurosurgical Treatments for Psychiatric Disorders*, Springer Netherlands, 2014.

5. Sun, B., De Salles, A., *Neurosurgical Treatments for Psychiatric Disorders, op. cit.*

6. Koek, R.J., Langevin, J.P., Krahl, S.E., *et al.*, « Deep brain sti-mulation of the basolateral amygdala for treatment-refractory combat post-traumatic stress disorder (PTSD) : study protocol for a pilot ran-domized controlled trial with blinded, staggered onset of stimulation », *Trials*, 2014 ; 15 : 356.

7. Faria, M.A. Jr., « Violence, mental illness, and the brain – A brief history of psychosurgery : Part 2 – From the limbic system and cingulotomy to deep brain stimulation », *Surgical neurology international*, 2013 ; 4 : 75.

8. Missa, J.-N., « Psychochirurgie », in : Hautois GM, J-N., ed. Nou-velle encyclopédie de bioéthique médecine, environnement, biotechnolo-gie avec la collab. de Marie-Geneviève Pinsart et Pascal Chabot, *op. cit.*

9. Franzini, A., Marras, C., Ferroli, P., Bugiani, O., Broggi, G., « Stimulation of the posterior hypothalamus for medically intractable impulsive and violent behavior », *Stereotact Funct Neurosurg*, 2005 ; 83 (2-3) : 63-6.

10. Sturm, V., Fricke, O., Buhrle, C.P., *et al.*, « DBS in the baso-lateral amygdala improves symptoms of autism and related self-injurious behavior : a case report and hypothesis on the pathogenesis of the disor-der », *Front Hum Neurosci*, 2012 ; 6 : 341.

11. Jimenez-Ponce, F., Soto-Abraham, J.E., Ramirez-Tapia, Y., Velasco-Campos, F., Carrillo-Ruiz, J.D., Gomez-Zenteno, P., « Evaluation of bilateral cingulotomy and anterior capsulotomy for the treatment of aggressive behavior », *Cir Cir*, 2011 ; 79 (2) : 107-13.

12. Jimenez-Ponce, F., Soto-Abraham, J.E., Velasco-Campos, F., *et al.*, « Bilateral Cingulotomy and Anterior Capsulotomy Applied to Patients with Aggressiveness », *Stereotact Funct Neurosurg*, 2012 ; 90 (3) : 151-60.

13. Lévêque, M., Weil, A.G., Regis, J., « Surgery for aggressive behavior disorder », *Stereotact Funct Neurosurg*, 2013 ; 91 (3) : 198-200.

14. Cabut, S., Saliba, F., « Au Mexique, l'agressivité sous le bistouri des chirurgiens », *Le Monde*, 25 avril 2013.

15. Perez, B., « Gamma knife hypothalamotomy in refractory aggressiveness : centro medico imbanaco experience », 17th International – Leksell Gamma Knife Society, *op. cit.*

16. Sun, B., De Salles, A., *Neurosurgical Treatments for Psychiatric Disorders, op. cit.*

17. Liu, W., Hao, Q., Zhan, S., *et al.*, « Long-Term Follow-Up of MRI-Guided Bilateral Anterior Capsulotomy in Patients with Refractory Schizophrenia », *Stereotact Funct Neurosurg*, 2014 ; 92 (3) : 145-52.

18. Lévêque, M., Durand, E., Weil, A.G., « Psychosurgery for schizophrenia », *Stereotact Funct Neurosurg*, 2014 ; 92 (6) : 412.

19. Steinert, T., Hamann, K., « External validity of studies on aggressive behavior in patients with schizophrenia : systematic review », *Clinical practice and epidemiology in mental health : CP & EMH*, 2012 ; 8 : 74-80.

20. Zhang, S., Li, P., Zhang, Z., Wang, W., « Anterior capsulotomy improves persistent developmental stuttering with a psychiatric disorder : a case report and literature review », *Neuropsychiatr Dis Treat*, 2014 ; 10 : 553-8.

21. Durand, E., Weil, A.G., Lévêque, M., « Psychosurgery for stuttering », *Neuropsychiatr Dis Treat*, 2015 ; 11 : 963-5.

9.
La stimulation magnétique transcrânienne
et autres stimulations atraumatiques

1. Brunelin, J., Galinowski, A., Januel, D., Poulet, E., *Stimulation magnétique transcrânienne : principes et applications en psychiatrie*, Solal , 2009.

2. *Ibidem.*

3. *Ibidem.*

4. Moisset, X., « La stimulation magnétique transcrânienne répétitive : principes et utilisation à visée antalgique », 2015. http://www.

sfetd-douleur.org/sites/default/files/u3349/DossierdumoisSFETD/2015/revue_rtms_kiosque.pdf

5. Snyder, A.W., Mulcahy, E., Taylor, J.L., Mitchell, D.J., Sachdev, P., Gandevia, S.C., « Savant-like skills exposed in normal people by suppressing the left fronto-temporal lobe », *Journal of integrative neuroscience*, 2003 ; 2 (2) : 149-58.

6. Sacks, O., *L'homme qui prenait sa femme pour un chapeau*, Le Seuil, 1992.

7. Snyder, A.W., Mulcahy, E., Taylor, J.L., Mitchell, D.J., Sachdev, P., Gandevia, S.C., « Savant-like skills exposed in normal people by suppressing the left fronto-temporal lobe », *op. cit.*

8. Chi, R.P., Fregni, F., Snyder, A.W., « Visual memory improved by non-invasive brain stimulation », *Brain Res*, 2010 ; 1353 : 168-75.

9. Cohen Kadosh, R., Soskic, S., Iuculano, T., Kanai, R., Walsh, V., « Modulating neuronal activity produces specific and long-lasting changes in numerical competence », *Curr Biol*, 2010 ; 20 (22) : 2016-20.

10. Snowball, A., Tachtsidis, I., Popescu, T., *et al.*, « Long-term enhancement of brain function and cognition using cognitive training and brain stimulation », *Curr Biol*, 2013 ; 23 (11) : 987-92.

11. Wexler, A., « A pragmatic analysis of the regulation of consumer transcranial direct current stimulation (TDCS) devices in the United States », *J Law Biosci*, 2015 : 1-28.

10.
Un avenir vertigineux

1. Carron, R., Chabardes, S., Hammond, C., « Mechanisms of action of high-frequency deep brain stimulation. A review of the literature and current concepts », *Neuro-Chirurgie*, 2012.

2. Llina, R., Walton, K., Nakao, M., Hunter, I., Anquetil, P., « Neuro-vascular central nervous recording/stimulating system : Using nanotechnology probes », *Journal of Nanoparticle Research* 2005 ; (7) : 111-27.

3. Andrews, R.J., « Neuromodulation : advances in the next decade », *Ann N Y Acad Sci*, 2010 ; 1199 : 212-20. Voir aussi : Roco, M.C., Bainbridge, W.S., *Converging Technologies for Improving Human Performance : Nanotechnology, Biotechnology, Information Technology and Cognitive Science*, Kluwer Academic Publishers, 2003.

4. Oxley, T.J., Opie, N.L., John, S.E., *et al.*, « Minimally invasive endovascular stent-electrode array for high-fidelity, chronic recordings of cortical neural activity », *Nature biotechnology* 2016 ; 34 (3) : 320-7.

5. Yu, K.J., Kuzum, D., Hwang, S.W., *et al.*, « Bioresorbable silicon electronics for transient spatiotemporal mapping of electrical activity from the cerebral cortex », *Nature materials*, 2016.

6. Li, J., Andrews, R.J., « Trimodal nanoelectrode array for precise deep brain stimulation : prospects of a new technology based on carbon nanofiber arrays », *Acta Neurochir Suppl*, 2007, 97 (Pt 2) : 537-45.

7. Andrews, R.J., « Neuromodulation : advances in the next decade », *Ann N Y Acad Sci* 2010 ; 1199 : 212-20. Voir aussi : Lee, K.H., Chang, S.Y., Jang, D.P., *et al.*, « Emerging techniques for elucidating mechanism of action of deep brain stimulation », *Conf Proc IEEE Eng Med Biol Soc* 2011 ; 2011 : 677-80. Et encore : Robinson, D.L., Venton, B.J., Heien, M.L., Wightman, R.M., « Detecting subsecond dopamine release with fast-scan cyclic voltammetry in vivo », *Clin Chem* 2003 ; 49 (10) : 1763-73.

8. Gradinaru, V., Thompson, K.R., Zhang, F., *et al.*, « Targeting and readout strategies for fast optical neural control in vitro and in vivo », *J Neurosci*, 2007 ; 27 (52) : 14231-8.

9. Han, M.H., Friedman, A.K., « Virogenetic and optogenetic mechanisms to define potential therapeutic targets in psychiatric disorders », *Neuropharmacology*, 2012 ; 62 (1) : 89-100.

10. Vernier, P., *L'impact et les enjeux des nouvelles technologies d'exploration et de thérapie du cerveau* (Rapport), in : Rapports d'office parlementaire Apdj, editor. Sénat, République française, 2011.

11. Shen, H., « Neuroscience : Tuning the brain », *Nature* 2014 ; 507 (7492) : 290-2.

12. Alexandre, L., *La mort de la mort. Comment la technomédecine va bouleverser l'humanité*, Paris, Lattès, 2011.

13. Nguyen-Vu, T.D., Chen, H., Cassell, A.M., Andrews, R., Meyyappan, M., Li, J., « Vertically aligned carbon nanofiber arrays : an advance toward electrical-neural interfaces », *Small* 2006 ; 2 (1) : 89-94.

14. Green, J.E., Choi, J.W., Boukai, A., et al., « A 160-kilobit molecular electronic memory patterned at 10 (11) bits per square centimetre », *Nature* 2007 ; 445 (7126) : 414-7.

15. Nguyen-Vu, T.D., Chen, H., Cassell, A.M., Andrews, R., Meyyappan, M., Li, J., « Vertically aligned carbon nanofiber arrays : an advance toward electrical-neural interfaces », *op. cit.* Voir aussi : He, W., McConnell, G.C., Bellamkonda, R.V., « Nanoscale laminin coating modulates cortical scarring response around implanted silicon microelectrode arrays », *J Neural Eng*, 2006 ; 3 (4) : 316-26.

16. Perez, B., « Gamma knife hypothalamotomy in refractory aggressiveness : centro medico imbanaco experience », 17th International – Leksell Gamma Knife Society ; May 11-15 2014 ; New York ; 2014.

17. del Valle, R., de Anda, S., Garnica, R., Aguilar, E., Pérez-Pastenes, M., « Radiocirurgia psiquiatrica con gammaknife », *Salud mental*, 2006 ; 29 (1) : 18-27.

18. Moan, C.E., Heath, R.G., « Septal stimulation for the initiation of heterosexual behavior in a homosexual male », *op. cit.*

19. Motta, E., « Treatment of a case of homosexuality by transorbital leucotomy », *G Psichiatr Neuropatol*, 1953 ; 81 (2) : 291-306.

20. Anonymous. Cure (?) of sexual deviations by Roeder's hypothalamotomy. *Presse medicale* 1971 ; 79 (3) : 102.

21. Lefrere, J.J., Berche, P., « Doctor Brown-Sequard's therapy », *Annales d'endocrinologie*, 2010 ; 71 (2) : 69-75.

22. Augier, F., Salf, E., Nottet, J., « Le Docteur Samuel Serge Voronoff (1866-1951) ou "la quête de l'éternelle jeunesse" », *Histoire des sciences médicales*, 1996 ; 30 (2) : 163-71.

23. Li, N., Wang, J., Wang, X.L., *et al.*, « Nucleus Accumbens Surgery for Addiction », *World Neurosurg*, 2012.

24. Fumagalli, M., Priori, A., « Functional and clinical neuroanatomy of morality », *Brain*, 2012 ; 135 (Pt 7) : 2006-21.

25. Bejjani, B.P., Houeto, J.L., Hariz, M., *et al.*, « Aggressive behavior induced by intraoperative stimulation in the triangle of Sano », *Neurology*, 2002 ; 59 (9) : 1425-7.

26. Greene, J.D., Paxton, J.M., « Patterns of neural activity associated with honest and dishonest moral decisions », *Proc Natl Acad Sci U S A*, 2009 ; 106 (30) : 12506-11.

27. Fonteille, V., Cazala, F., Moulier, V., Stoleru, S., « Pedophilia : contribution of neurology and neuroimaging techniques », *Encephale*, 2012 ; 38 (6) : 496-503.

28. Fumagalli, M., Vergari, M., Pasqualetti, P., *et al.*, « Brain switches utilitarian behavior : does gender make the difference ? » *PLoS One* 2010 ; 5 (1) : e8865.

Remerciements

Toute ma sympathie à Sandrine Cabut qui a su muter en neurochirurgien le temps de ma transformation en journaliste.

Mon amitié à Laurent Alexandre. Tu es à l'origine de cette aventure et de son titre.

Ma reconnaissance à Emmanuel Hirsch. Ton accueil au sein de l'Espace éthique d'Ile-de-France m'a permis de mûrir ma réflexion éthique sur cette « chirurgie de l'âme ».

Mes remerciements à Lionel Naccache. Neuroscientifique, essayiste et éthicien, tu étais prédestiné à relire et préfacer cet ouvrage.

———

Merci à Marc Lévêque de m'avoir entraînée dans cette aventure neurostimulante et addictive. Cela a été un plaisir de travailler avec toi.

Merci à Alexandre et Edwige pour leur relecture attentive et leurs suggestions pour améliorer ce manuscrit. Avec toute mon affection, à partager avec les autres membres de la famille.

Merci à Maël, pour tout, et en particulier pour les pauses Yams et Uno ; –)

Et merci au rollet à col bleu pour tant de raisons.

——

Les auteurs remercient chaleureusement l'éditeur, Laurent Laffont, pour son accompagnement tout au long de la fabrication de ce manuscrit ainsi que Bérengère Bois et Antoinette Rouverand.

——

Merci à Anna Marin pour ses illustrations (www.anna-marin.info)

Table

Table des flashcodes

Table des figures

COMPOSITION PCA
ACHEVÉ D'IMPRIMER EN JANVIER 2017
PAR GRAFICA CAYFOSA
POUR LE COMPTE DES ÉDITIONS J.-C. LATTÈS
17, RUE JACOB — 75006 PARIS

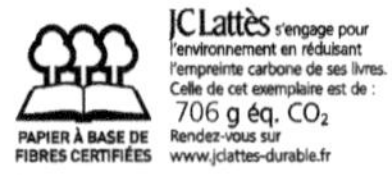

N° d'édition : 01 – N° d'impression :
Dépôt légal : février 2017
Imprimé en Espagne

9 782709 647458